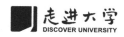

U0243998

什么是
公共卫生与预防医学 ?

WHAT
IS
PUBLIC HEALTH AND PREVENTIVE MEDICINE?

刘剑君　主编

刘　珏　么鸿雁　张　晖　副主编

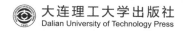

大连理工大学出版社
Dalian University of Technology Press

图书在版编目(CIP)数据

什么是公共卫生与预防医学？/ 刘剑君主编. -- 大连 : 大连理工大学出版社，2022.7(2023.12 重印)

ISBN 978-7-5685-3809-1

Ⅰ．①什… Ⅱ．①刘… Ⅲ．①公共卫生－普及读物②预防医学－普及读物 Ⅳ．①R1-49

中国版本图书馆 CIP 数据核字(2022)第 070088 号

什么是公共卫生与预防医学？
SHENME SHI GONGGONG WEISHENG YU YUFANG YIXUE ?

策划编辑:苏克治
责任编辑:于建辉　白　璐
责任校对:杨　书
封面设计:奇景创意

出版发行:大连理工大学出版社
　　　　　(地址:大连市软件园路 80 号,邮编:116023)
电　　话:0411-84708842(发行)
　　　　　0411-84708943(邮购)　0411-84701466(传真)
邮　　箱:dutp@dutp.cn
网　　址:https://www.dutp.cn

印　　刷:辽宁新华印务有限公司
幅面尺寸:139mm×210mm
印　　张:4.75
字　　数:80 千字
版　　次:2022 年 7 月第 1 版
印　　次:2023 年 12 月第 2 次印刷
书　　号:ISBN 978-7-5685-3809-1
定　　价:39.80 元

本书如有印装质量问题,请与我社发行部联系更换。

出版者序

高考，一年一季，如期而至，举国关注，牵动万家！这里面有莘莘学子的努力拼搏，万千父母的望子成龙，授业恩师的佳音静候。怎么报考，如何选择大学和专业，是非常重要的事。如愿，学爱结合；或者，带着疑惑，步入大学继续寻找答案。

大学由不同的学科聚合组成，并根据各个学科研究方向的差异，汇聚不同专业的学界英才，具有教书育人、科学研究、服务社会、文化传承等职能。当然，这项探索科学、挑战未知、启迪智慧的事业也期盼无数青年人的加入，吸引着社会各界的关注。

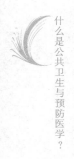

　　在我国,高中毕业生大都通过高考、双向选择,进入大学的不同专业学习,在校园里开阔眼界,增长知识,提升能力,升华境界。而如何更好地了解大学,认识专业,明晰人生选择,是一个很现实的问题。

　　为此,我们在社会各界的大力支持下,延请一批由院士领衔、在知名大学工作多年的老师,与我们共同策划、组织编写了"走进大学"丛书。这些老师以科学的角度、专业的眼光、深入浅出的语言,系统化、全景式地阐释和解读了不同学科的学术内涵、专业特点,以及将来的发展方向和社会需求。希望能够以此帮助准备进入大学的同学,让他们满怀信心地再次起航,踏上新的、更高一级的求学之路。同时也为一向关心大学学科建设、关心高教事业发展的读者朋友搭建一个全面涉猎、深入了解的平台。

　　我们把"走进大学"丛书推荐给大家。

　　一是即将走进大学,但在专业选择上尚存困惑的高中生朋友。如何选择大学和专业从来都是热门话题,市场上、网络上的各种论述和信息,有些碎片化,有些鸡汤式,难免流于片面,甚至带有功利色彩,真正专业的介绍尚不多见。本丛书的作者来自高校一线,他们给出的专业画像具有权威性,可以更好地为大家服务。

二是已经进入大学学习,但对专业尚未形成系统认知的同学。大学的学习是从基础课开始,逐步转入专业基础课和专业课的。在此过程中,同学对所学专业将逐步加深认识,也可能会伴有一些疑惑甚至苦恼。目前很多大学开设了相关专业的导论课,一般需要一个学期完成,再加上面临的学业规划,例如考研、转专业、辅修某个专业等,都需要对相关专业既有宏观了解又有微观检视。本丛书便于系统地识读专业,有助于针对性更强地规划学习目标。

三是关心大学学科建设、专业发展的读者。他们也许是大学生朋友的亲朋好友,也许是由于某种原因错过心仪大学或者喜爱专业的中老年人。本丛书文风简朴,语言通俗,必将是大家系统了解大学各专业的一个好的选择。

坚持正确的出版导向,多出好的作品,尊重、引导和帮助读者是出版者义不容辞的责任。大连理工大学出版社在做好相关出版服务的基础上,努力拉近高校学者与

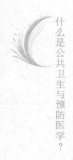

读者间的距离，尤其在服务一流大学建设的征程中，我们深刻地认识到，大学出版社一定要组织优秀的作者队伍，用心打造培根铸魂、启智增慧的精品出版物，倾尽心力，服务青年学子，服务社会。

"走进大学"丛书是一次大胆的尝试，也是一个有意义的起点。我们将不断努力，砥砺前行，为美好的明天真挚地付出。希望得到读者朋友的理解和支持。

谢谢大家！

苏克治

2021 年春于大连

序　言

在很大程度上，人类与传染病的斗争史也是一部人类发展史。自新冠肺炎疫情发生以来，人类与疫情之间的博弈已经持续两年有余，也再一次将"公共卫生与预防医学"这门学科带入大众视野。

回顾公共卫生与预防医学的发展历史，不难发现这门学科就是因疾病防治而生，并伴随着人类健康概念和医学模式的变化而不断发展的。实际上，公共卫生与预防医学包括"公共卫生"与"预防医学"两个部分，预防医学是一门专门的学科，而公共卫生则是在这个学科基础上的社会实践。

公共卫生因人类病苦而诞生，为所有人健康而立命，

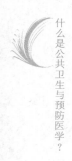

在社会危难时刻壮大。它是通过有组织的社会努力来预防疾病、促进健康、延长寿命和提高效益的科学与艺术。

从"非典"、埃博拉出血热到此次的新冠肺炎疫情，重大突发公共卫生事件使人类的身体健康和生命安全面临巨大的挑战，这也为我国医学人才的培养，尤其是公共卫生人才的培养带来若干思考。我国亟须加强在公共卫生与预防医学人才培养上的投入，深化人才发展体制机制改革，完善战略科学家和创新型科技人才培养机制。我们也期待着更多有志之士选择和从事公共卫生与预防医学工作，在新的时代征程中发挥重要作用。

《什么是公共卫生与预防医学？》作为一本基于专业科学的科普读物，通俗且详细地介绍了公共卫生与预防医学这门学科的方方面面，旨在让读者在一个个故事中了解这门学科的前世、今生与未来。非常期待把这本书推荐给希望了解、关心和从事公共卫生相关事业的朋友们，相信大家读完本书后一定会有不小的收获。

刘剑君

2022 年 5 月

目　录

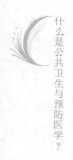

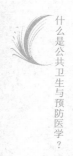

以史为鉴：
公共卫生与预防医学的起源与发展

上医治未病，中医治欲病，下医治已病。

——《黄帝内经》

疾病预防起源于人类对健康的认识和需要。公共卫生的出现，使人类开始从群体的角度体验和认识健康与疾病，标志着人们的需求逐渐从"治疗疾病"发展成为"促进健康"。

▶▶ 起源篇：人类与传染病的斗争

人类与传染病的斗争史也是一部人类发展史。回顾历史，我们不难发现，传染病给人类带来的伤害，比起战争所造成的伤害总和还要大。那么，人类在历史上，究竟

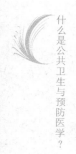

有没有真正意义上战胜过传染病？每一次传染病的流行，是如何开始又如何结束的呢？它们夺走了我们什么，又给我们带来了什么？

➡➡ **古希腊时期——疾病预防的雏形**

预防医学是在人类与疾病的斗争史中诞生和逐步发展起来的，可追溯到远古时期。古希腊医学的发展使人们意识到——在早期对疾病进行预防和治疗既是科学又是艺术。实际上，在那个时候，行医的人还包括草药医生、接生婆、药贩等。

古希腊医学起源于公元前 12 世纪，随着民族间的交流和贸易的发展，古希腊医学汇集了许多民族的医药知识和经验。关于古希腊医学，最早可以从荷马的著作中了解到，"他一个人值数条命，因为他可以无可匹敌地从伤口处拔除箭，用药草药膏治好伤"。毫无疑问，荷马描述的情形在一定程度上反映了克里特岛和爱琴海的早期希腊文明的医学现状。公元前 5 世纪，古希腊哲学家恩培多克勒提出一切物体都由"火、空气、水、土"这四种"元素"以不同的数量比例混合，组成各种性质的物体，这与中国"金、木、水、火、土"的"五行"学说类似。

阿尔克米翁是古希腊的第一位哲人医生，他曾在《关于自然》一书中提供了关于疾病现象的解释，并提出了预防和治疗的方法。只不过，他的方法并不是向超自然力量求助。他认为，健康与否取决于一对对相反的因素，如冷和热、湿和干等，正是它们之间关系的失衡导致了疾病。因此，在那时人们对征服疾病的渴望首先体现在具体形式上，诸如清除一些不协调因素的来源：营养不良、不规律或不当的饮食，还有像气候和海拔这样的自然因素。

著名的医学家希波克拉底的出现标志着古希腊医学的发展达到顶峰。从希波克拉底开始，人们逐渐抛弃了宗教迷信思想，开始用唯物主义的眼光来观察世界，将医学奠定在临床观察的基础上。随后，希波克拉底学派将四元素论发展成为"四体液病理学说"。他们认为机体的生命决定于四种体液：血液、黏液、黄胆汁和黑胆汁，四种体液的不同组合使人们拥有不同的体质。四种体液平衡，则健康；失调，则多病。

希波克拉底第一次系统性地提出了疾病预防的思想，其代表作《论风、水和地方》是全世界最早的关于自然环境与健康和疾病关系的系统表述，而流行病（epidemic）一词也是这时期在他的著作中出现的。"疾病预防"观念的雏形就此形成。

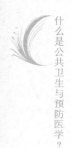

→→ 永恒的誓言——希波克拉底誓言

希波克拉底誓言，是每一名医学生入学时的必修内容，更是医学行业最基本的道德准则。你知道希波克拉底誓言背后的故事吗？

希波克拉底，被西方尊为"医学之父"、欧洲医学的奠基人。他出生于小亚细亚科斯岛的一个医学世家，从小就跟随父亲学医。父母去世后，他在希腊、小亚细亚、里海沿岸、北非等地一面游历，一面行医，增长了不少医学知识。那时，古希腊医学受到宗教迷信的禁锢。咒文、魔法、祈祷就是巫师们的"医治"筹码。这自然是不会有什么疗效的，病人不仅被骗去大量钱财，而且往往因耽误病情而丢掉性命。

一天，希波克拉底正在街上走着，远处的一个人突然神志不清、面色青紫、口吐白沫、全身抽动。周围的人惊慌不已，朝周围不停地叫喊着："快！快去请巫师！这里有人中邪了！"这时，有个僧侣应声而来，他装模作样地看了看，说："这个人冒犯了神，神已经惩罚了他。快把他抬到神庙里去请求神的宽恕吧！"

"不是的！他说错了！"希波克拉底走上前说，"世上

4

根本就没有什么神病,他这是癫痫,是脑子生了病。"那个僧侣高傲地说:"你这个人懂什么! 什么癫痫! 他这是冒犯了山神,快去请求神的原谅! 你别再说了,小心惹恼了山神,也让你患上神病!"

希波克拉底立刻反驳:"脑! 他是脑子出了问题,才会变成这样子。癫痫和其他疾病一样,都是由特定的病因造成的!"

显然,在当时的环境下,他的科学解释是不可能被人们理解和接受的,最后病人还是被抬到神庙里去了,没有得到及时有效的治疗。希波克拉底指出的癫痫病的病因被现代医学证明是正确的,他提出的"癫痫(希腊语:$E\pi\iota\lambda\eta\psi\acute{\iota}\alpha$)"这个病名,也一直沿用至今。

他认为:"医生的首要目标就是治好有病的人。如果可以通过不同的方法达到这一目标,那么应该选择最简便易行的方法。为了治好病,医生应当是医术的仆人,病人必须与医生一起与疾病做斗争。"

为更好地抵御疾病,治疗病人,他疾呼应当对病人精心治疗,不言放弃。在《箴言论》中,他说:"医生必须在维护病人健康方面起主导作用。如果抛弃病人,病人则会

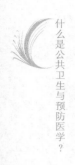

陷入更大的痛苦之中，这样，医生俨然无异于一个杀人者。"为维护病人利益，纯洁医业，希波克拉底在其行医实践中，主张尊重病人的隐私，绝不泄密，并立下誓言："凡我所见所闻，不论与行医业务有否直接关系，凡我认为要保守的事项，坚决不予泄露。"

于是就有了古代西方医生在开业时都要宣读的这份由希波克拉底制定的医德誓词——《希波克拉底誓言》："我要遵守誓约，始终不渝。对传授我医术的老师，我要像父母一样敬重。对我的儿子、老师的儿子以及我的门徒，我要悉心传授医学知识。我要竭尽全力，采取我认为有利于病人的医疗措施，不能给病人带来痛苦与危害。我不把毒药给任何人，也决不授意别人使用它。我要清清白白地行医和生活。无论进入谁家，只是为了治病，不为所欲为，不接受贿赂，不勾引异性。对看到或听到不应外传的私生活，我绝不泄露。"

《希波克拉底誓言》是希波克拉底警诫人类的古希腊职业道德圣典，是他向医学界发出的行业道德倡议书。

➡➡ 天花终结者——爱德华·詹纳

天花是历史上传染性最强的疾病之一，天花病毒是一种痘病毒,没有特效药可以治疗。患者即便病好了,脸上也会有麻子,所以该病被称为"天花"。

天花最早流行于人类社会,距今有 3 000 年以上的历史。考古学家从公元前 1157 年去世的古埃及法老身上,找到了因患过天花所造成的皮疹发作的印迹,这是人类历史上发现的最早的天花病例。后来,天花随着战争、贸易及旅行等传播到了亚洲;11—12 世纪,东征后回国的十字军骑士们又将其带回了欧洲,以致天花在后来的中世纪欧洲呈蔓延之势;1519 年,天花随西班牙人越过大西洋进入美洲大陆;16—18 世纪,每年死于天花的人数,欧洲约为 50 万,亚洲约为 80 万;18 世纪,天花侵袭了世界上最后一个尚未被它蹂躏的区域——澳大利亚,杀死了 50% 的土著人;19—20 世纪,天花照旧威力不减,这种状况一直持续到 20 世纪下半叶。

那么曾经肆虐人间的天花,又是怎样被根除的呢?

1749 年 5 月 17 日,爱德华·詹纳出生于格洛斯特郡的伯克利牧区的一个牧师家庭。詹纳生活的年代,正是天花在英国大暴发的年代,天花杀死了接近 10% 的人口。见到很多朋友和邻居死于天花,詹纳非常痛苦,为此,他跑遍了英国的乡村田野,寻找一切有价值的治疗线索。

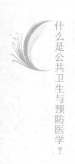

在读完小学以后，詹纳就果断放弃了接受传统的学校教育，转而成了当地一名外科医生的学徒。他觉得为了研究对付天花的办法，自己需要进入医疗第一线，从事实践工作。21 岁的时候，詹纳为了更好地深造，又选择前往伦敦，向当时著名的医药学家学习。两年的时间，詹纳在伦敦学有所成，但是他拒绝了老师的挽留，毅然决然地回到了家乡，专心研究和诊治天花患者。

1774 年，一名农场工人从牛痘破损处取出痘苗，用钩针在妻子和两个儿子的手臂上弄出破口，再将痘苗揉进破口。尽管当时天花相当流行，但是他们都没有得病。1791 年，另一个德国人也做了一次类似的实验。这两次有记载的实验，引起了詹纳的注意。牛痘是人畜共染类病毒，和天花很相似，但对牛没有生命威胁，对人的伤害更是微乎其微，詹纳觉得他找到了答案。但直到 1796 年，他才迈出了彻底消灭天花这种人类天灾的漫长过程的第一步。很多年里，他一直都能听到有关奶牛场女工患牛痘后能自然免受天花困扰的故事。几经思考，詹纳得出结论：牛痘可以预防天花。

1796 年 5 月 14 日，詹纳说服了自己的园丁，给他的 8 岁儿子注射了一剂从一个挤奶姑娘手腕上的牛痘脓疱中取出的痘苗。男孩随即患了牛痘发烧，一个多月后恢复健康，接着詹纳在他的伤口上滴入了天花痘液。奇迹出现了，男孩并没有感染上天花病症。詹纳还觉得不保险，又在两年间做了 23 次人体实验，受试者包括他自己11 个月大的儿子罗伯特，结果惊人地一致：但凡得过牛痘的孩子，都对天花病毒免疫。

1797 年，詹纳将他反复研究的成果写成论文送到英国皇家学会，描述了他的实验和观察结果。结果，不仅论文被打回，而且有心人还附上一张纸条，内容是希望他不要继续目前的研究，以免身败名裂。然而詹纳并未放弃，他自己筹集经费，在最初的实验中又增加了一些病例，然后私下编制了一本小册子，题为《对天花疫苗的成因和影响的调查》，向外界宣布"种牛痘会预防天花"。一开始，很多英国人不相信，认为他就是个骗子，甚至有传言称接种牛痘后人会长出牛的肢体。但是，英国之外的国家却如获至宝，纷纷尝试詹纳的实验，并全部成功。

1807 年，德国巴伐利亚州开始强制接种牛痘，随后德国军队在征兵时要求重新接种牛痘。至 1811 年，法国超过 170 万人免费接种了牛痘疫苗，法国皇帝拿破仑让自己的孩子及军队全都进行了牛痘接种，当时正在与英国交战的他，甚至还应詹纳的请求爽快地释放了两名英国战俘。1871 年，英国出台了强制接种牛痘的法令。与此

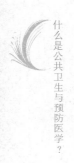

同时，詹纳撰写的文章被翻译成了德语、法语、西班牙语、荷兰语等多个语种，牛痘接种法也随之流传于世界各地。

人类因为这位乡村医生的发明而幸免于可怕的灾难，天花成为第一个被人类在自然界中消灭的瘟疫。如果当年詹纳没有勇气进行第一例人体实验，或者没有抵抗住同行的讥笑嘲讽，那么这场瘟疫还要蔓延很久。幸好，詹纳坚持了下来，守住了科学的精神与科学家的无畏！

➡➡ 霍乱大疫与井中之水——霍乱地图

霍乱最早出现于印度的恒河流域，大航海之后频繁的贸易交流把它带到了欧洲。它和天花、鼠疫并列为人类三大烈性传染病，被称为"19世纪的世界病"。得了霍乱的人会在短时间内一直腹泻，在数小时内脱水死亡。

在欧洲，英国第一次大规模霍乱暴发是在1831年，数千人因此丧命，1849年再次暴发，这两次暴发导致超过14 000人死亡。然而到了霍乱第三次在欧洲大规模暴发时，英国仅仅死了不到1 000人，要知道这次大暴发在俄罗斯可是造成了超过100万人的死亡。那么英国人是靠什么战胜了这个传染病之王呢？这不得不提起另一位传奇人物——约翰·斯诺。

约翰·斯诺于 1813 年出生在英国工业时代的重镇——约克郡,他的父亲是一名煤矿工人。斯诺的父亲节衣缩食地把斯诺培养成了一名优秀的麻醉科医生。18 岁时,年轻的斯诺第一次目睹了恐怖的霍乱,当时作为医学学徒的他也积极为当地煤矿工人提供医疗帮助。那时的人们对霍乱一无所知,一直以为霍乱是通过空气中的"瘴气"传播的。支持这个观点的,除了当时的主流医学界之外,甚至还包括现代护理学奠基人南丁格尔以及维多利亚女王等。

　　但斯诺对"霍乱由空气传播"的理论有不同的看法。18 岁的他为治疗煤矿工人的霍乱,曾很长时间活动在臭气熏天的矿井却没有得病。他认为如果霍乱是通过空气传播的,那么发病的部位应该是肺部而不是肠道。经过调查,他发现伦敦的自来水是由两家公司供应的,一家名为兰贝斯,一家名为萨瑟克。在 1849 年 8 月的霍乱流行中,由萨瑟克公司供水的居民死亡率为 3.15%,而由兰贝斯公司供水的居民死亡率为 0.38%,二者几乎差了 10 倍。萨瑟克公司在泰晤士河的下游,水被污染的可能性的确会更大一些。斯诺积累了很多类似的证据并加上了自己的分析,写成了《论霍乱传播模式研究》的论文。但由于当时空气污染的"瘴气"论根深蒂固,而斯诺也的确

以史为鉴:公共卫生与预防医学的起源与发展

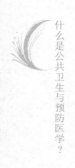

没有发现更加直接的证据，因此他的理论在当时并不被主流医学界和人们接受。

1854 年 8 月 31 日，病魔再次降临伦敦——苏豪区暴发霍乱，仅仅 5 天，超过 500 人因为霍乱导致的脱水而在挣扎中死去。原本热闹的苏豪区变成了大型死亡现场，绝望笼罩着街区。斯诺当时在苏豪区开了一家诊所，他没有像其他富人一样逃离，而是决定和病魔正面对决。他开始冒着极大的风险调查每一个街区的死亡案例。他制作了一张"霍乱地图"，详细地记录了死亡病例的数量及其所处的街道位置。斯诺发现大部分死亡病例都集中在伦敦宽街附近，而那里正好有一个免费的公共水泵，附近众多街道的居民都在那里取水。斯诺怀疑那个水泵被污染了，但由于那时候的显微成像技术还很不成熟，除了在水样中观察到一些白色絮状物之外，他一无所获。

尽管斯诺绘制的死亡地图已经很能说明一些问题，但依然有人质疑他。斯诺并没有灰心，他继续像侦探一样调查附近居民的患病情况。这一次，他开始着手分析附近那些没有患病的居民的特征，他发现宽街附近的啤酒厂的员工和监狱里的囚犯都没有患病，因为他们都没有喝宽街公共水泵的水。而这次死亡案例中有两个离宽街非常遥远的霍乱死亡病例，他们曾经住在宽街，因为怀念那口井水的味道而让仆人每天从宽街用推车给他们打一大瓶水。至此，真相终于在斯诺抽丝剥茧的调查中变得清晰——问题就出在那个水泵。

1854年9月7日，斯诺向苏豪区当局报告了自己的研究，当局采纳了他的意见，在第二天取下了那个水泵的把手，关闭了那个水泵。奇迹发生了——伦敦地区的霍乱疫情迅速消失。从8月31日第一例霍乱病例发生到9月7日递交详细的调查报告，仅仅过去了8天时间。

尽管这次疫情被快速扑灭，但人们像簇拥英雄一样给斯诺欢呼的场景并没有出现。直到一位圣卢克教堂的牧师证明了宽街水井污染的源头是一名妇女将洗过患有霍乱的婴儿的尿布的水倒进了宽街的一个污水池，而这个污水池的池壁早已损坏，并且与事发水泵相邻。这时民众才真正相信了斯诺的霍乱由水源传播的理论。1856年，当布罗姆利的新霍乱暴发时，人们运用斯诺的理论进行了迅速的管控，有效阻止了疫情的大规模暴发，至此，斯诺的理论开始深入人心。

然而，历史总是充满着遗憾——1858年6月10日，斯诺锻炼时中风，6天后便与世长辞，年仅45岁，这距离

以史为鉴：公共卫生与预防医学的起源与发展

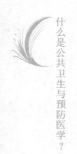

他绘就那张著名的死亡地图仅仅过去 4 年。他并没有活到科赫在水中发现霍乱弧菌的那一天，也没有等到伦敦下水道工程动工的那一天。

➡➡ 牛奶不坏的秘密——巴氏消毒法

巴氏消毒法又称"巴氏灭菌法"，得名于其发明人法国生物学家路易斯·巴斯德。我们在超市购买牛奶时，经常会看到包装上写着"巴氏杀菌乳"。给牛奶杀菌是巴氏消毒法最常见的应用之一，不过它最初被发明却另有原因。

法国的啤酒业在欧洲是很有名的，但啤酒常常会变酸，整桶芳香可口的啤酒，变成了酸得让人咧嘴的黏液，只得倒掉，酒商因此叫苦不迭，有的甚至因此而破产。1865 年，一家酿酒厂厂主希望巴斯德帮忙治治啤酒的"病"，看看能否加进一种化学药品来阻止啤酒变酸。巴斯德答应研究这个问题。他在显微镜下观察，发现在未变质的陈年葡萄酒和啤酒中有一种圆球状的酵母细胞，当葡萄酒和啤酒变酸后，酒液里就有一根根细棍似的乳酸杆菌，就是它们在营养丰富的啤酒里繁殖，使啤酒"生病"。他把封闭的酒瓶放在铁丝篮子里，泡在水里加热到不同的温度，试图在杀死乳酸杆菌的同时又不把啤酒煮坏。经过反复多次的实验，他终于找到了一个简便有效的方法：只要把酒放在五六十摄氏度的环境里，保持半小时，就可杀死酒里的乳酸杆菌，这就是著名的"巴氏消毒法"，这个方法至今仍在使用。

不过，现在提到巴氏消毒法，更多的时候是把它跟牛奶联系到一起。这是因为，在没有巴氏消毒法的年代，喝牛奶是一件风险极高的事情，而巴斯德发明的方法拯救了无数的生命。

在19世纪之前，欧洲人喝牛奶都不加热。他们认为牛奶加热就失去了珍贵的营养要素。现在我们知道，生牛奶中存在大量的细菌、病毒和寄生虫。对于成年人来说，生牛奶最大的一个问题就是它能传播牛型结核病。在缺乏有效抗菌药物的年代，对结核病、伤寒、白喉等感染性疾病，唯一能做的就是预防。而巴氏消毒法就是一个很有效的预防措施，它能消灭牛奶里的所有致病微生物，却不会破坏牛奶的口感。

不过，巴氏消毒法并不是一开始就被大家接受的。说来有趣，最早尝试大面积推行巴氏消毒法的人，不是医生，而是一名连锁店老板，名叫内森·斯特劳斯。斯特劳斯的孩子夭折了。儿科医生告诉他，孩子死亡的原因是

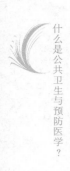

喝了生牛奶,染上了传染病。斯特劳斯于是决心做点什么,免得别的孩子步自己孩子的后尘。他请教儿科医生有什么办法避免牛奶导致的疾病,儿科医生告诉他,巴斯德多年前就发明了巴氏消毒法,只不过没人愿意尝试。1897年的美国,卫生防疫措施基本为零,加上那时抗生素还没被发现,因此人口死亡率始终很高。在蓝道尔岛儿童收容院,年均死亡率甚至高达44%。斯特劳斯于是选了这所儿童收容院做试点,自己掏钱给收容院安装设备,对所有牛奶使用巴氏消毒法灭菌,第二年全院的儿童死亡率就下降到了20%。在此期间,收容院没有进行任何其他的技术改革,唯一的变化就是给牛奶做了消毒,用巴氏消毒法。

斯特劳斯从此对巴氏消毒法深信不疑。他跟妻子建立了一个牛奶站,常年为新泽西州雷克伍德城里的孩子们提供免费牛奶——当然是经过巴氏消毒的。他发挥自己的影响力奔走呼吁,逐渐让巴氏消毒法从纽约走向全美国,最后成为食品工业的通用标准。当然,现在的牛奶消毒有了更多的新技术,比如高温短促消毒法(牛奶在两到三秒的时间内保持高温,然后迅速降温),但是巴斯德的贡献仍然是不可低估的。

➡➡ **鼠疫斗士——伍连德**

1910年10月25日,四名住客在中俄边境满洲里的一家客栈暴毙,且都出现了发烧、咳嗽、吐血等症状。随着大量华工被俄国遣返,列车轰隆隆地开往中国,同年11月9日,哈尔滨暴发鼠疫疫情,傅家甸由于卫生条件极差而成为重灾区。随后疫情蔓延全东北,每日死者众多。日俄两国更以"护侨"为名想主持防疫事务,侵犯我国主权。内外交困之际,清政府决定起用伍连德为防治鼠疫负责人。伍连德,1879年出生于马来西亚的一户华侨家庭,剑桥大学医学博士,曾任天津陆军军医学堂帮办。

冬季的哈尔滨天寒地冻,连跳蚤都很难看见。当地有人解剖了数百只老鼠,始终没有发现鼠疫杆菌的踪迹。12月27日,伍连德得知一名妇女在咳嗽吐血后猝死,他决定通过解剖和化验来寻找病因,最终在该患者的血样玻片中发现了鼠疫杆菌,证实了此传染病正是鼠疫。结合其他报告,伍连德认为该病是通过呼吸、咳嗽产生的飞沫传播的,是一种前人没有记载的疾病——肺鼠疫。伍连德的肺鼠疫理论提出后,曾参加腺鼠疫防治的法国人迈斯尼强烈反对,因为在当时大众对鼠疫传播途径的主流看法是通过跳蚤传播。迈斯尼始终不相信鼠疫能通过

以史为鉴:公共卫生与预防医学的起源与发展

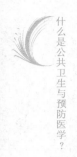

飞沫传播,坚持不戴口罩参与治疗工作,最终感染鼠疫而亡。

由于肺鼠疫在当时并无特效药可治,所以隔离成为鼠疫防治的关键,这也为后来的防疫奠定了基础。上千名士兵对重灾区傅家甸进行管制,将其分为四个区,每个区配医生、警察和杂役等。医生带领工作人员挨家挨户检查,一旦发现有人感染鼠疫,就立即送到医院,并对家属进行隔离,每天上报病亡人数。居民外出要戴证章,跨区流动必须得到批准。防疫局下设检疫所、消毒所、诊病院等。检疫所检查进入傅家甸者是否患病,消毒所为防疫工作人员提供消毒服务。而伍连德则按照病人的病情,将诊病院分为疑似病院、轻病院、疫症院几种,按照疾病程度的不同为病人提供治疗,送患者家属或疑似者进隔离营,在营里连续 7 天体温正常就可解除隔离,以避免相互感染。傅家甸的隔离措施成为典范,东北各地纷纷建立起相似的体系。1911 年 1 月中下旬,为防止疫情传播,东北铁路基本停运,在山海关设卡控制过年返乡的人员进关,避免了疫情扩散。当时防护措施简陋有限,伍连德针对肺鼠疫通过空气飞沫传播的特点,特地改进了口罩(伍氏口罩)进行防护,并在防疫过程中大规模推广。同时,疫区广泛使用硫黄、苯酚、生石灰等进行消毒作业,

有针对性地进行卫生清扫活动,使得良好的卫生习惯得
以推广。

虽然隔离和消毒工作正常进行,但是死亡人数依然
上升,问题出在何处?

伍连德把目光投向了市郊的公共坟场,大批薄棺直
接露天摆放,像一个个储藏病菌的冰柜,此前的努力随时
有前功尽弃的风险。伍连德不顾旧俗上书清廷,要求火
化遗体,得到清政府准许。大年初一,2 200多具棺木和
遗体被火化,其他地区也纷纷效仿,这也成为中国防疫史
上具有革新意义的事件。火化次日,死亡人数开始下降,
到3月1日,傅家甸死亡人数为零!不久,各地纷纷宣告
已无鼠疫患者,死亡6万多人的东北肺鼠疫终告结束。
鼠疫这个曾经吞噬过无数人生命的瘟疫之神被挡在了傅
家甸地区,这也是人类历史上第一次大规模成功控制传
染病的行动,一直作为样板在其后的历次传染病防控中
被效仿。

1911年4月,伍连德被选为"万国鼠疫研究会"主席,
提出旱獭可为鼠疫杆菌的宿主,能通过呼吸道感染细菌。
此后,他还带领中国防疫人击退了哈尔滨霍乱、1920年东
北肺鼠疫、上海霍乱等疫情,并推广了铺设自来水管、分

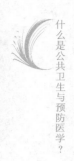

餐制、及时输液等消化道传染病预防和急救的措施，取得了良好效果。

伍连德在扑灭 1910 年东北肺鼠疫疫情中起了关键作用，是中国防疫事业的奠基人之一。他发现了旱獭在肺鼠疫中的传播作用，也因此获得 1935 年诺贝尔生理学或医学奖提名。

➡ ➡ 中国的公共卫生实践（爱国卫生运动）

在中国，有一项大规模的群众性运动，全民动手，人人参与，长盛不衰，历久弥新。不论是争创卫生文明城市，还是推进健康人居环境建设，它都发挥着极为重要的作用，它就是中国的公共卫生实践的里程碑——爱国卫生运动。那么，这一具有中国特色的爱国卫生运动，最初是由谁倡导发起的？

中华人民共和国成立伊始，中国卫生机构、卫生设施和卫生人力匮乏，传染病、寄生虫病和地方病流行，人群健康水平低下。1952 年，为了抵御细菌战，快速改善全国卫生状况，控制传染病流行，提高全民族的健康水平，在毛泽东等老一辈革命家的倡导下，中国掀起了轰轰烈烈的爱国卫生运动，成立了中央防疫委员会，发动群众订立防疫公约，在全国各地开展了以消灭病媒虫害为主要内容的防疫运动。

1982年，"开展群众性的卫生活动"被写入《中华人民共和国宪法》，确立了爱国卫生运动的法律地位。1988年，国务院将中央爱国卫生运动委员会改名为全国爱国卫生运动委员会（简称全国爱卫会）。1989年，全国爱卫会确定每年4月为"爱国卫生月"。

21世纪初，针对传染性非典型肺炎（以下简称"非典"）、禽流感等重大突发传染病疫情，全国爱国卫生运动委员会在全国广泛开展了"讲文明、讲卫生、讲科学、树新风"的"三讲一树"活动；同时以农村为重点，积极推进"清污泥、清垃圾、清路障，改水、改厕、改路"的"三清三改"环境整治工作，有效改善了环境卫生状况，有力提升了广大群众传染病防治素养，形成了群防群控、全民参与的良好局面。

党的十八大以来，爱国卫生运动进入新的发展时期。2014年，国务院印发《关于进一步加强新时期爱国卫生工作的意见》，提出新时期爱国卫生工作的指导思想和总体目标。2016年，《"健康中国2030"规划纲要》发布，强调要深入开展爱国卫生运动，加强城乡环境卫生综合整治，建设健康城市和健康村镇。2017年，针对传染病和慢性病的双重负担，全国爱卫会提出"以人民健康为中心，政府主导，跨部门协作，全社会动员，预防为主，群防群控，

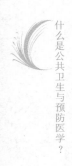

依法科学治理，全民共建共享"的爱国卫生运动方针，为新时代爱国卫生运动指明了方向。党的十九大做出实施健康中国战略的重大决策部署，强调坚持预防为主，深入开展爱国卫生运动，倡导健康文明的生活方式。

2020 年新型冠状病毒肺炎（简称新冠）疫情发生后，全国爱卫体系迅速响应，充分发挥社会动员和组织优势，群防群控、联防联控，广泛、深入、持久地开展了一系列工作。同年 6 月 2 日，习近平总书记主持专家学者座谈会强调，要"总结新冠肺炎疫情防控斗争经验，丰富爱国卫生工作内涵，创新方式方法，推动从环境卫生治理向全面社会健康管理转变，解决好关系人民健康的全局性、长期性问题"。

2020 年 6 月 1 日起实施的《中华人民共和国基本医疗卫生与健康促进法》第七十二条规定"国家大力开展爱国卫生运动，鼓励和支持开展爱国卫生月等群众性卫生与健康活动，依靠和动员群众控制和消除健康危险因素，改善环境卫生状况，建设健康城市、健康村镇、健康社区"，充分肯定并确定了爱国卫生运动的地位和作用。同年 11 月，国务院印发《关于深入开展爱国卫生运动的意见》，从"完善公共卫生设施，改善城乡人居环境；开展健康知识科普，倡导文明健康、绿色环保的生活方式；加强社会健康管理,协同推进健康中国建设;创新工作方式方法,提升科学管理水平"等四个方面部署了爱国卫生运动的重点工作任务。

爱国卫生运动是中国共产党把群众路线运用于卫生防病工作的伟大创举和成功实践,是中国特色社会主义事业的重要组成部分。70余年来,在中国共产党和中国政府的领导下,爱国卫生运动始终以解决人民群众生产生活中的突出卫生问题为主要内容,将中国的制度优势、组织优势、文化优势和群众优势转化为不断增进人民群众健康福祉的具体行动,组织发动群众开展了除害灭病、健康教育和健康促进、国家卫生城镇创建、城乡环境卫生整治、健康城市建设等系列活动。爱国卫生运动的持续开展,有效改善了中国城乡环境卫生状况,显著提升了群众健康素养和满意度,助力提高了人群健康水平,提升了中国公共卫生的国际影响力,并形成了具有中国特色的社会健康治理模式。

▶▶ 发展篇:病毒换装与人类新武器

病毒是一种必须在活细胞内寄生并以复制方式增殖的非细胞型生物。以流感病毒为例,多年来它从未消失,

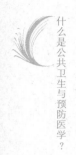

而且还在不停地改头换面，人类则一直以抗病毒药物和疫苗为武器与其周旋。那么，病毒之于人类，人类之于病毒，又是如何达到一种微妙的平衡的呢？

➡➡ **人类历史上最为致命的一场流感——西班牙大流感**

流行性感冒简称流感，是由流感病毒引起的急性呼吸道传染病，秋冬季高发，主要表现为高热、乏力、头痛、全身肌肉酸痛等中毒症状，而呼吸道症状轻微。但就是这样一种看起来微不足道的"小感冒"，却在 100 多年前迅速席卷全球，约 5 000 万人因此丧命。

发生在 20 世纪初的这次大型流感被称为西班牙大流感（实际并不起源于西班牙），经历了三波：第一波发生于 1918 年春季，基本上只是普通的流行性感冒，患者也仅仅出现头痛、高烧、肌肉酸痛和食欲不振等症状而已；第二波发生于 1918 年秋季，是死亡率最高的一波，也是造成影响最大的一波；第三波发生于 1919 年冬季至 1920 年春季，随后便逐渐神秘地消失了。

1914 年 7 月，第一次世界大战爆发，欧洲乃至不少亚洲国家都卷入其中。就在战争几乎接近尾声时，前期一直没有参战的美国决定出兵。1918 年 9 月下旬，美国军方运兵船载送着数万士兵向欧洲驶去。众所周知，流感很容易在空气不流通的密闭空间里进行传播,因此在起航以后,有大量士兵感染了流感。但是这艘船并没有就此返航,而是继续向欧洲进发,最终在西班牙布雷斯特登陆。本来很普通的流感经过了美国军营的催化,逐渐演变成传染力惊人、破坏性强大的大流感,并且随着美国的参战,传播到了欧洲,由此蔓延到全世界。

那么这场大流感给世界带来了什么样的危害呢?最开始,感染上西班牙大流感的人仅仅会出现头痛、发烧、呼吸困难、精神不振等症状,但基本不会危及生命。虽然感染人数很多,但是死亡人数却很少,在当时并不先进的医疗条件下,这一大流感的致死率也只有 3%。但在1918 年 9 月,这场大流感的传染性和致死率开始出现爆炸性增长,往往一支部队中就有三分之二以上的士兵因为大流感住院,并且死亡率也从原来的 3% 左右上升到了10% 以上。最为可怕的是,这场大流感仿佛专门针对青壮年,在死亡病患中,绝大多数是 20～40 岁的青壮年。关于这场大流感究竟导致了多少人死亡,一直都众说纷纭。主流看法认为,西班牙大流感是人类历史上最为致命的一场流感,累计感染人数达到了 10 亿人(当时世界总人口仅 20 多亿),并且有 5 000 万到 1 亿人因此丧命。

100 多年过去了,这场大流感还经常被作为流行病学

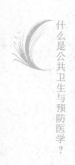

经典案例进行讲述,并且一直被称为历史上最严重的一场大流行病。这场可怕的流感带走了无数人的性命,但是到了1920年,却逐渐销声匿迹了。事实上,西班牙大流感的消失并非人类的努力,而是它主动退却了。直到现在,人类还没有搞清楚这场大流感因何而起,又为何而终,只能依据流行病学的一些原理去做一些猜测。

首先,有人注意到了这场大流感结束的时间点位于夏季,便推测其最终消失的原因是夏季气温升高,湿度变大,使得流感病毒的存活率和传播速度下降。其次,病毒的肆虐,使得人们自发采取了自我隔离等防护措施,从而切断了病毒的传播途径,缩小了传播范围。再次,由于大流感的大规模传播,多数人类获得了免疫力,产生了"群体免疫"效果。最后,这一流感病毒在长期的演变过程中,逐渐"脱毒",危害性大大减弱,直至最终消失。

➡➡ 大流行病——甲型 H1N1 流感

"据世界卫生组织报告,本周全球死于××疾病的人数超过700例,总人数达5 700人;在欧洲,乌克兰关闭了学校和电影院,并禁止公众集会;在英国,感染病例每周翻倍;在美国,总统宣布全国进入紧急状态。"一切听起来似乎都再熟悉不过,但这并不是我们现在正在遭受的新

26

冠肺炎疫情的初期阶段，而是发生在 2009 年 10 月，当时的世界正经历着一次大流行病——甲型 H1N1 流感。

2009 年 3 月，墨西哥暴发"人感染猪流感"疫情，短短几天内数十人因流感死亡。3 月底，这种新型流感病毒在北美地区暴发。4 月 15 日，美国疾病预防控制中心在加州 10 岁患儿送检样本中，发现了新型甲型流感病毒。2009 年 4 月 27 日世界卫生组织将流感大流行预警级别提升至 4 级，并于 6 月 11 日提升至 6 级。流感大流行预警级别共分 6 级，6 级为最高级别预警，表明病毒正在全球蔓延，这也是流感大流行级。

研究发现，此次疫情的病原为变异后的新型甲型 H1N1 流感病毒，该毒株包含猪流感、禽流感和人流感三种流感病毒的基因片段，可以在人群中传播。人群对甲型 H1N1 流感病毒普遍易感，并可以人传染人。人感染后的早期症状与普通流感相似，包括发热、咳嗽、喉痛、身体疼痛、头痛、发冷和疲劳等，有些还会出现腹泻或呕吐、肌肉痛或疲倦、眼睛发红等。后期逐步发展为高热、气喘、鼻腔中流出脓性分泌物、四肢无力，如继发巴氏杆菌病或肺炎链球菌病等，死亡率大于 10%。与大部分流感病毒通常只会在儿童、老人及免疫力低下的人中产生严重病症不同，甲型 H1N1 流感病毒主要攻击年轻健康的

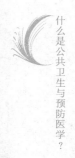

成年人,潜伏期也能造成传染,疫情较难防控。确诊死亡的主要是 25~45 岁的青壮年,并出现症状危重的多重病患者和死亡病例,患者在感染后潜伏期隐性感染率高,容易错过最佳救治期。

截止到 2010 年 8 月 6 日,全球有 214 个国家和地区报告甲型 H1N1 流感病例,共报告 18 449 例死亡病例。当世界卫生组织宣布"大流行"结束时,有 15 万~58 万人死亡。

大规模的全球疫苗工作帮助结束了这场"大流行",但病毒仍然与我们同在,每年都会传播季节性流感,导致疾病和死亡。全球各地的科学家仍在监测甲型 H1N1 流感病毒和其他会感染猪的流感病毒,以更好地了解这些疾病是如何发生的,并找出阻止下一种病毒再次引发大流行的方法。

➡➡ 丛林中的恶魔——埃博拉病毒

埃博拉病毒是当今最危险的病毒之一,人如果被感染,往往会出现无法控制的出血热,死亡率最高可达 90%。

埃博拉病毒引发的疫情最初是在 1976 年非洲中部

的扎伊尔（1997年改称刚果民主共和国）的一个村庄中暴发的。这个村庄附近有一条河名为埃博拉，病毒也因此得名。从1976年开始，埃博拉病毒引发的传染病曾多次出现，基本都是在某一个村庄突然出现，迅速传播，导致几十到几百人死亡。埃博拉病毒出现得很突然，消失得也很快。恶魔回到了丛林之中，似乎什么事都没发生过。然而，真的是什么都没发生过吗？

在很长一段时间里，埃博拉病毒似乎对人类影响不大，然而，对于生活在丛林中的灵长类动物来说，就是完全不同的故事了。科学家发现，从2002年到2003年，刚果民主共和国就有约5 500只大猩猩死于埃博拉病毒。显然，这并不是唯一一次。除了大猩猩外，黑猩猩也经常成为埃博拉病毒的受害者。

那么，病毒究竟藏身在哪里呢？目前，科学界对这个问题尚未完全达成共识。不过，一些科学家通过研究推测，埃博拉病毒最有可能的自然宿主应该是某些种类的蝙蝠。研究发现，某些蝙蝠可以被埃博拉病毒感染，但是不会出现症状。此外，对野外的蝙蝠研究发现，在一些蝙蝠体内可以分离出埃博拉病毒的 RNA 片段。这些证据都指向"蝙蝠自然宿主"理论。不过，由于人一般很少和蝙蝠直接接触，所以通常还需要一个中间宿主完成把病

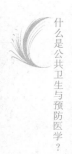

毒传播给人类的"重任"。在很多次人类感染埃博拉病毒的疫情中,这个中间宿主就是丛林中患病的灵长类动物。非洲农村有一种食用"丛林肉"的传统,"丛林肉"即我们所说的野味。在很多情况下,黑猩猩和大猩猩会被捕获,成为"丛林肉"的来源。村民不经意间食用了感染埃博拉病毒的灵长类动物,曾导致多次埃博拉病毒疫情。

在 2014 年以前,埃博拉病毒就像隐藏在丛林中的恶魔,只是偶尔造访一下人间。2014 年,恶魔再次走出了丛林,与以前不同的是,这次它决定多待一阵子。实际上,疫情从 2013 年 12 月就从几内亚开始了。这次疫情传播不仅持续时间长,而且最终感染了 28 000 多名病人,并且导致 11 000 多人死亡。疾病席卷了几内亚、塞拉利昂、利比里亚等多个国家。与以前相比,这次疫情的表现完全不同。那么,是什么因素导致了疫情的变化呢?目前的研究认为,和所有病毒一样,埃博拉病毒始终处在进化之中,可能是在 2014 年 3 月,病毒中出现了一种新的突变体,它获得了进入人类细胞的钥匙,从而使埃博拉病毒易于感染人类细胞。从这一天起,人类与埃博拉病毒的关系就再也回不到从前了。

一般认为,在疾病的早期阶段,埃博拉病毒可能不具有高度的传染性,在此期间接触病人甚至可能不会受感

30

染。随着疾病的进展,病人因腹泻、呕吐和出血所排出的体液将具有高度的生物危险性。由于缺乏适当的医疗设备和卫生训练,疫情的大规模流行往往发生在那些没有现代化医院和训练有素的医务人员的贫困地区。在这样的环境中,控制疾病的仅有措施是:禁止共享针头,在严格消毒情况下也不能重复使用针头;隔离病人;在任何情况下都要依照严格的规程,使用一次性口罩、手套、护目镜和防护服。幸运的是,现在埃博拉病毒已经可以通过疫苗进行预防。

2014年埃博拉出血热疫情暴发时,埃博拉病毒在西非从鲜为人知,迅速达到流行程度。虽然这次疫情暴露了当地支离破碎的卫生系统的弱点,但也为全球公共卫生界提供了一个机会,让人们有机会共同努力,在资源有限的环境中寻找抗击传染病的方法,例如研究、开发和测试可能的疫苗和治疗方法。

➡➡ 为人类敲响警钟——"非典"

在2020年以前,如果一定要给传染病病毒排个序,在中国人心中,"非典"病毒一定被列为榜首。"非典"是传染性非典型肺炎的简称,规范名叫严重急性呼吸综合征(severe acute respiratory syndrome,SARS),于2002

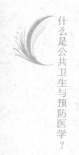

年在中国广东暴发，并扩散至东南亚乃至全球，直至2003年中期才被逐渐消灭。那么，到底"非典"病人是怎么被治愈的，"非典"又是如何消失的呢？

2002年12月10日，在深圳一家饭馆打工的一名厨师因高烧不退、呼吸衰竭等症状被河源市人民医院转院至广州军区总医院。入院后，患者全身发紫、神志不清，肺部出现大片的实变。经抢救，他的症状得到缓解，体温回归到了正常数值。广州军区总医院的医生虽然对他的病状感到不解，但并没有过多担忧。正当所有人都以为这只是一起由普通感冒引起的肺炎时，河源市人民医院却突然传来消息，曾治疗与接触过他的所有医护人员，都出现了相同症状。同时，远在200多千米外的广东省中山市也出现了相似病例。民众在片面得知这些消息后，开始出现大批量抢购药品的情况，一种莫名与未知的恐惧席卷了广东。

2003年2月24日北京市出现了第一例输入性"非典"病例，自此，一发不可收拾。数周之内，北京变成了一座围城，里面的人出不去，外面的人进不来。医院人满为患，中国疾病预防控制中心专家决定，紧急征用北京小汤山疗养院，建设"非典"疫情定点医院。

2003 年 6 月 10 日,北京连续 3 天保持确诊病例、疑似病例、既往疑似病例转确诊病例、既往确诊病例转疑似病例数均为零的"四零"纪录。2003 年 6 月 20 日,小汤山医院最后 18 名患者出院。在短短 51 天里,这座全国最大的"非典"疫情定点医院完成了从组建、运转到关闭的全过程,并且全院 1 383 名医护人员无一感染。

"非典"是如何消失的？有人说,不是人类战胜了"非典",而是"非典"放过了人类。它匆匆而来,制造了一场全国范围内的灾难,又匆匆而去。有专家称,正是由于"非典"的传染性较弱的特点,给了我们机会。我们在进行大规模的隔离预防后,很快就切断了病毒感染源。再加上天气变暖,气温升高,病毒难以存活,就这样在全国人民众志成城的努力下,"非典"消失了。

在纪录片《"非典"十年祭》的片尾,恰似预言:"人类虽然走到了物种的最顶端,但病毒更早是地球的主人,比人类的存在更古老。我们不知道它因何而来,也不知道为何而去。"疫情会结束,但人类不能松懈。"非典"时期,考验的是医疗系统,是科学知识,更是人性,以及那些对科学的无知、傲慢、恐慌的态度。放到今天,也一样。为了不重蹈覆辙,我们需要更理性地应对今天的新挑战。

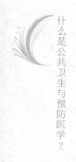

➡➡ **一种高致死的病毒——MERS 病毒**

2012 年 6 月，在沙特阿拉伯(简称沙特)一家医院内，病毒学家从一名 60 岁严重肺炎死亡病例的肺组织中分离出一种新型人类冠状病毒——中东呼吸综合征冠状病毒(MERS-CoV，简称 MERS 病毒)。而由这种病毒引起的一系列急性呼吸道疾病，就是中东呼吸综合征(Middle East Respiratory Syndrome，MERS)。

2012 年 9 月 23 日，世界卫生组织通报英国发现一名卡塔尔籍新型冠状病毒确诊病例：该病人于 9 月 11 日从卡塔尔通过空中救护飞往英国进行治疗，从该患者临床样本中检出的新型冠状病毒与 3 个月前从阿拉伯病例身上分离到的病毒基因相似度达到 99.5%。由此，MERS 病毒也开始了较为迅速的、以沙特为主的中东传播之路。

MERS 病毒最主要的传播在两个地方：沙特和韩国。到 2013 年 5 月已有 44 人被感染，其中有 22 人位于沙特。抢救无效的 22 名患者中有 10 人位于沙特，其中 80% 以上是男性。即便 MERS 病毒主要传播于中东国家，但随着国际社会的人员交流，多个欧洲国家也渐渐出现了 MERS 病例。到当年 6 月 19 日，MERS 患者已增至 60 人以上，除沙特外，约旦、卡塔尔、阿联酋、突尼斯、德国、英国、法国和意大利均有病例曝出。这让沙特政府深感忧虑，毕竟在即将到来的秋季朝圣期间，每年都有数百万穆斯林聚集，在阿拉伯世界相当于春运级人潮了。好在此后 MERS 病毒的传播速度较为平稳，这种情况一直持续到 2015 年。

2015 年 5 月 20 日，韩国多家医疗机构暴发 MERS 疫情，并且情况比较复杂：原发病例曾去中东地区旅行，在回国发病到确诊期间在多家医院就诊，并且在每家医院内都造成了传播。在随后的 22 天内，韩国报告 126 例确诊病例，其中 10 例死亡；病例涉及 10 家医院，病例最多的 2 家医院的病例数分别为 57 例和 38 例，多名病例被怀疑是接触二代病例而感染的三代病例。其中，有一例病例在发病后输入我国广东省惠州市，在当地进行隔离治疗。因防控得力，该疾病并未在当地扩散。

就 MERS 全球发病疫情总体而言，它还是大多发生在中东国家，其余地区的暴发通常是在患者于中东感染病毒再外出旅行之后。直到现在，也并没有针对 MERS 的疫苗或有效药物。虽然当时我国并非主要疫情区，我国政府也迅速做出了防控准备，制订了应急预案，加强了病例监测、排查、报告、管理和救治工作，以及技术人员培训等防控措施。如在广东省惠州市出现韩国输入的病例

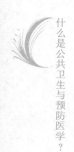

之后，广东省和惠州市对患者进行了高效的救治，并采取措施全面排查密切接触者，根据暴露情况进行分类管理，随时保持信息透明，加强出入境检验检疫，消除民众的恐慌。

截至 2015 年 5 月 25 日，世界卫生组织公布数据显示，全球累计实验室确诊的 MERS 病例共 1 139 例，其中 431 例死亡（病死率 37.8%）。与 SARS 病毒相比，MERS 病毒的传染性更低一些。这或许是因为相比 SARS 病毒，MERS 病毒在上呼吸道的量较少，但 MERS 致死率显然更高。如今，MERS 病毒的传播高峰期已经过去，但人们对 MERS 病毒的治疗方法的研究还任重道远。

➡ ➡ 人类正在面临的严峻挑战——新冠肺炎疫情

新型冠状病毒肺炎（Corona Virus Disease 2019，COVID-19），简称新冠肺炎，是一种由 SARS-CoV-2 引起的急性呼吸道传染病。截至 2022 年 3 月 17 日，全球累计超过 4.6 亿人感染新冠肺炎，607 万人因此丧命。新冠肺炎疫情是新中国成立以来发生的传播速度最快、感染范围最广、防控难度最大的一次重大突发公共卫生事件，对中国而言，是一次危机，也是一次大考。

中国共产党和中国政府高度重视、迅速行动，习近平总书记亲自指挥、亲自部署，统揽全局、果断决策，为中国人民抗击疫情坚定了信心，凝聚了力量，指明了方向。在中国共产党领导下，全国上下贯彻"坚定信心、同舟共济、科学防治、精准施策"总要求，打响抗击疫情的人民战争、总体战、阻击战。经过艰苦卓绝的努力，中国有力扭转了疫情局势，用1个多月的时间初步遏制了疫情蔓延势头，用2个月左右的时间将本土每日新增病例控制在个位数以内，用3个月左右的时间取得了武汉保卫战、湖北保卫战的决定性成果，维护了人民生命安全和身体健康，为维护地区和世界公共卫生安全做出了重要贡献。自2020年4月以来，国内新冠肺炎疫情进入常态化防控阶段，此阶段疫情防控目标是最大限度早发现、早治疗、早处置，坚决防止出现疫情社区持续传播。在出现本土病例时，通过"动态清零"策略，有效控制疫情发生与扩散，有效减少了死亡病例的发生，社会经济得以快速恢复，取得了举世公认的防控成就。中国始终坚持把人民生命安全和身体健康放在第一位，以坚定果敢的勇气和决心，采取最全面、最严格、最彻底的防控措施，有效阻断病毒传播链条。

2020年3月11日，考虑到新冠肺炎的传播特征及巨大威胁，世界卫生组织认为新冠肺炎疫情已达到"大流行"水平。毫无疑问，这是第二次世界大战结束以来最严

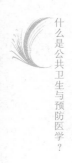

重的全球公共卫生突发事件。根据中国经验，我们不难发现以非药物性干预措施为主的防控策略能在较短的时间内有效控制疫情。直到现在，戴口罩、勤洗手、保持社交距离、旅行限制等非药物性干预措施仍然是不可或缺的"抗疫利器"。除此之外，各国科研人员对疫苗和药物的研发也在紧锣密鼓地进行着。截至 2022 年 2 月 4 日，全球已接种 101.4 亿剂疫苗，61.2% 的人口至少接种了一剂疫苗。但随着新冠病毒不断变异，全球疫情不断陷入胶着状态，给人类战胜新冠肺炎疫情带来巨大挑战。

全球联合抗击新冠肺炎疫情，是各国无法回避的大考，同时也提出了世界必须直面新冠肺炎的时代之问。能否以全球思维应对疫情，真正携手合作战疫，也是摆在各国面前的一道重大课题。"新冠病毒是自联合国成立以来我们共同面对的最大考验"，联合国秘书长古特雷斯表示，"这一人类危机需要全球协调一致，采取果断、包容和创新的政策行动。"世界卫生组织总干事谭德塞多次大声疾呼："团结！团结！团结！"中国始终秉持人类命运共同体理念，肩负大国担当，同其他国家并肩作战、共克时艰。中国本着依法、公开、透明、负责任的态度，第一时间向国际社会通报疫情信息，毫无保留地同各方分享防控和救治经验。中国对疫情给各国人民带来的苦难感同身受,尽己所能向国际社会提供人道主义援助,支持全球抗击疫情。习近平总书记指出：人类是一个命运共同体。战胜关乎各国人民安危的疫病,团结合作是最有力的武器。病毒没有国界,疫情不分种族。国际社会只有凝聚合力,才能战而胜之。

支持世界卫生组织发挥重要作用,加强防控信息和经验交流互享,加快科研攻关合作,推动完善全球卫生治理,秉持人类命运共同体理念,构建人类卫生健康共同体。面对这一考题,中国交出了完美的答卷。

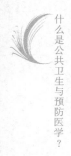

公共卫生与预防医学是什么

> 公共卫生因人类病苦而诞生，为所有人健康而立命，在社会危难时刻壮大。
>
> ——《中国公共卫生理论与实践》

公共卫生与预防医学是因疾病防治应运而生的，它随着人类健康概念和医学模式的变化而不断发展。随着社会和科学的进步，医学的内涵从治疗疾病发展到预防疾病，从保护健康扩展至促进健康，公共卫生与预防医学的使命随之不断增添新的内涵。

▶▶ 公共卫生的经典定义

回顾公共卫生的发展历史，我们可知公共卫生诞生于人类与传染病和其他疾病的斗争之中，人类不断从中总结实践经验,学习如何更好地与环境共存,积累预防疾病的经验,寻找促进人群健康的最佳途径。公共卫生随着时代的发展和疾病谱的改变不断演进,不同学者赋予公共卫生的内涵和宗旨也不尽相同。有人将它理解为一门科学和艺术,既需要科学的"发现",又离不开艺术的"创造";有人认为它是科学、技术和价值观的综合体;有人认为它是一种社会管理职能,政府和社会组织共同努力保障和促进公众健康;也有人将其理解成是政府为实现预防疾病、促进人民身体健康的目标做出的各种努力。下面就让我们从公共卫生的几个具体定义来初步认识一下什么是公共卫生吧!

➡➡ 一门科学与艺术

1920 年,美国公共卫生领袖人物、耶鲁大学公共卫生学院温斯洛教授在论述什么是公共卫生和公共卫生应该做什么时,给出了关于公共卫生的定义:"公共卫生是通过有组织的社会努力来预防疾病、延长寿命、促进健康和提高效益的科学与艺术。这些有组织的社会努力包括改善环境卫生,控制传染病,教育人们注意个人卫生,组织医护人员提供疾病的早期诊断和预防性治疗服务,以及建立社会体制来保证社区中每个人都能达到足以维持健

公共卫生与预防医学是什么

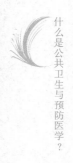

康的生活标准,使每个公民都能实现其与生俱有的健康和长寿权利。"世界卫生组织于 1952 年采纳了这一定义并沿用至今,同时该定义也是世界公共卫生界引用最多的一个公共卫生定义。

温斯洛的定义综合且具体地界定了公共卫生的本质、范围和目的,体现了公共卫生的基本内涵。公共卫生的本质既是"科学",又是"艺术";其范围包括公共卫生的早期目标(控制传染病和环境卫生),以及当前越来越重要的健康教育、初级卫生保健和社区卫生等工作,并且以上工作均应属于有组织的社区努力;其目的是保障每个公民都能实现其与生俱有的健康和长寿权利,即预防疾病、延长寿命、促进健康。该定义是对当时美国公共卫生实践经验的概括和总结,以高度浓缩的形式表达了公共卫生的内涵。

公共卫生是一门"科学与艺术"。从概念上讲,科学是反映自然、社会、思维等客观规律的知识体系;艺术是用形象来反映现实但比现实更有典型性的社会意识形态。科学求真,它的任务是发现事物发展的客观规律;艺术求美,它的任务是创造人们精神文化生活方面的审美效果。公共卫生为达到预防控制疾病,延长寿命,促进健康的目标,离不开科学的"发现",需要应用多个学科的知识。公共卫生专业人员以流行病学为科学核心,联结预防医学、基础医学、临床医学和社会科学等诸多学科进行协同作战,应对公共卫生面临的各种挑战。同时,公共卫生服务于人群,需要公众的参与,自然也离不开艺术的"创造",需要与服务人群建立伙伴关系,关注服务对象的需求与感知情况。

解决公共卫生问题需要"有组织的社区努力"。公共卫生不同于个人卫生,也并不等同于个人卫生的总和。公共卫生服务于社会全体成员,涉及面较广,且不同于主要关注于个体的疾病本身的医疗服务,公共卫生主要为公众提供卫生服务,如传染病的防治、环境卫生的改善、健康教育、初级卫生保健和社区卫生等,几乎覆盖了我们生活中的每一个方面,个体或单一部门都不可能独立完成。因此,公共卫生需要社区参与,需要多部门联动,有组织、有计划地去解决问题。公共卫生无时不在、无处不有,只有人人参与、人人尽责,才能实现人人享有健康和长寿的成就。

公共卫生的目的是"使每个公民都能实现其与生俱有的健康和长寿权利"。健康是人的基本权利,是人生宝贵的财富之一,是人类生存和发展最基本的条件。早期公共卫生的出现就是为了应对传染病等疾病对人类健康

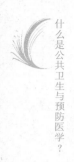

和生存的威胁。随着时代的演进，人类文明的不断进步，公共卫生的范围不停变化，但公共卫生的核心依旧是公众的健康问题。此外，公共卫生关注健康的公平性。健康公平是指一个社会的所有成员均有机会获得尽可能高的健康水平，即不同收入、种族、年龄、性别的人群应当具有相同或类似的健康水平。人们所处的社会阶层和经济地位不同，其所接触环境的差异等均可造成健康不平等现象。但健康公平是难以通过单一个体的努力而实现的，因为造成健康不平等的许多因素对于个人来说是无法选择的，政府与社会的有效干预才是最终实现健康公平的基本手段。因此公共卫生需要通过"建立社会体制"来保证每个公民都能实现其与生俱有的健康和长寿权利。

➡➡ 科学、技术和价值观的综合体

1994 年，美国埃默里大学贝克等人提出："公共卫生是通过有组织的社会活动来促进、保护、改善，必要时恢复个人、特定群体或整个人群的健康。公共卫生是科学、技术和价值观的综合体，其功能通过集体的社会活动、项目、服务和机构来实现，旨在保护和促进整个人群的健康。"

与温斯洛的定义相似的是,该定义也提出需要通过"有组织的社会活动"来解决公共卫生问题,以及"其功能通过集体的社会活动、项目、服务和机构来实现"。认为公共卫生是一项需要集体的行动,这一行动是合作的或有组织的行为,而非个人行为。在这种有组织的社会活动中,政府发挥着规划、投入和协调的重要作用。但除了政府以外,公共卫生行动往往还需要社会多领域的协作,如医疗服务提供者(医院、社区卫生服务中心等),负责为个体提供预防和治疗等基本卫生服务;公共安全部门(公安、消防等),负责处理危害大众健康的安全事件;劳动保护、环境保护、食品安全监督等机构,确保健康的生存环境;教育、文化、体育等机构,创造有利于健康的精神环境和氛围;交通运输部门,为卫生服务的提供和获取提供便利条件;商务机构,为个体和组织的生存发展提供经济资源;民政机构、慈善组织等,为社会弱势人群提供救助、保障和发展的机会。公共卫生体系包括专业团队、专业理论和技术、公共政策和资源,以及相关社会机构和非技术组织等,共同为社会提供广泛的不可或缺的服务。如此,公共卫生才能更有效地利用卫生资源,实现人群健康及健康公平。

类似于温斯洛将公共卫生描述为一门"科学与艺

公共卫生与预防医学是什么

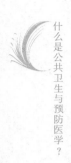

术"，贝克将公共卫生描述为"科学、技术和价值观的综合体"。公共卫生需要一系列理论、方法和实践的支持，是一系列学科的集合，是一种社会组织，是一种思维方式及实践。而公共卫生的价值观也常常伴随在实践过程中，比如在实施干预措施时，应保证目标人群的受益超过可能给他们带来的伤害，且受益与负担在人群间公正分配等。此外，我们也可以通过几个简单的例子来体会公共卫生中价值观的体现。如：在新冠肺炎等传染性疾病流行时，我们会将患者、接触者等隔离起来，暂时牺牲被隔离者的自由，来保障被隔离者和社会其他公民的共同安全；通过增加税收的方式控烟；新冠疫苗接种的推广和公共场所禁烟令的施行等公共卫生举措，其实都体现着公共卫生的价值观。

公共卫生"旨在保护和促进整个人群的健康"。该定义强调了"保护和促进人群健康"的概念，同样表明公共卫生服务的对象是全人群，公共卫生保障每个公民的健康权利。"保护健康"指通过预防或消除病因来实现健康的过程，"促进健康"指促使人们维护和改善自身健康的过程。该定义使用"保护和促进"的表达方式使公共卫生的内涵更为丰富。

➡➡ 一种社会管理职能

《现代预防医学辞典》提出公共卫生的定义:"公共卫生是以社会为对象,以行政管理、法规监督、宣传教育为手段,通过宏观调控协调社会力量,改善社会卫生状况,提高全民健康水平的一种社会管理职能。它是在现代社会发展、人们的健康日益成为社会问题的情况下,在预防医学领域中最能体现医学与社会经济发展和社会稳定密切关联的一种社会管理职能。"

同样,该定义沿袭了以往公共卫生定义的经典内涵,明确了公共卫生的服务对象是"社会"群体,组织形式是"通过宏观调控协调社会力量",最终目标是"提高全民健康水平"。

《现代预防医学辞典》对公共卫生的定义将其描述为"一种社会管理职能",强调了公共卫生的政治属性,将其纳入了政府为改善和保障人民物质和文化生活而对社会公共事务进行的一系列管理活动或过程中。公共卫生直接关系到国家和政府对人民的责任,政府需要保证社会必需的基本公共卫生服务,需要承担制定和执行公共卫生法规的责任,而包括流行病、自然灾害等在内的各类公共卫生事件也无时无刻不在考验着政府的能力。可以

公共卫生与预防医学是什么

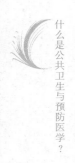

说，公共卫生与经济利益、社会安定和政府形象有着千丝万缕的联系，这也是该定义为什么认为公共卫生是"在预防医学领域中最能体现医学与社会经济发展和社会稳定密切关联的一种社会管理职能"。

公共卫生影响社会经济发展，2003 年的"非典"疫情、2019 年的新冠肺炎疫情都让我们看到了公共卫生与社会经济的密切关联。据亚洲开发银行统计，受"非典"疫情影响，全球经济总损失额达到 590 亿美元，其中，中国内地总损失额为 179 亿美元（合人民币 1 200 余亿元）。同样，2021 年 10 月国际货币基金组织发布的《世界经济展望报告》指出，受新冠肺炎疫情影响，2020 年世界经济同比深度下滑 3.1%。类似的突发公共卫生事件，往往不仅会给政府、社会和个人带来治疗和预防的成本，还会因人们消费场景的受限，影响各行各业经济的发展，并提高人们的生活交易成本。

公共卫生关系到社会稳定，突发公共卫生事件和其他公共卫生危机，以及健康不平等问题都有可能引起特定群体或全人群的恐慌或不满，甚至造成社会动荡。2014 年 8 月 16 日，利比里亚首都蒙罗维亚一家埃博拉出血热患者隔离中心遭到袭击，造成病房内埃博拉出血热患者的逃离，引发社会动荡。公共卫生应保证在所有社会成员之间公平、公正地分配资源和收益;公共卫生信息公开与透明;公共卫生行动政策与决策公开;努力实现公民健康公平,助力实现社会的公平正义,维护社会稳定。

➡➡ 预防疾病、促进健康的途径

2003年7月28日,时任中国国务院副总理吴仪在全国卫生工作会议上提出了公共卫生的中国定义:"公共卫生就是组织社会共同努力,改善环境卫生条件,预防控制传染病和其他疾病流行,培养良好卫生习惯和文明生活方式,提供医疗卫生服务,达到预防疾病,促进人民身体健康的目的。"该定义是在"非典"疫情之后,全国公共卫生专业人员和各级政府官员认真回顾中国历史上公共卫生正反两方面的宝贵经验,总结出的一个既与国际先进理念相符,又便于指导我国公共卫生实践的公共卫生定义,也被认为是我国第一次对公共卫生做出的权威定义。

结合此前三个版本的公共卫生定义,我们可以发现"预防疾病,促进人民身体健康"和"组织社会共同努力"的内涵在不同版本定义中均得以体现,这代表明确目的、主体和组织形式已成为公共卫生定义的普遍共识。但不同于此前三版定义,该版本对公共卫生的描述更类似于一个过程,既未将其定义为"科学""艺术"等学科,也不像

公共卫生与预防医学是什么

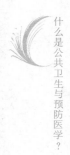

《现代预防医学辞典》那样将其视为"一种社会管理职能"。故也有学者指出，如果能够明确地将公共卫生定义为公共事业，则可以起到提纲挈领的效果。

该版本定义也是我国第一次明确且具体地强调公共卫生中政府的主导责任：公共卫生建设需要政府、社会、团体和民众的广泛参与，共同努力。其中，政府要代表国家积极参与制定相关法律、法规和政策，对社会、民众和医疗卫生机构执行公共卫生法律法规情况实施监督检查，维护公共卫生秩序，促进公共卫生事业发展；组织社会各界和广大民众共同应对突发公共卫生事件和传染病流行；教育民众养成良好卫生习惯和健康文明的生活方式；培养高素质的公共卫生管理和技术人才，为人民健康服务。该定义明确提出了公共卫生是整个社会全体成员预防疾病、促进身体健康的事业，强调了公共卫生是一项社会系统工程，界定了政府在公共卫生方面的责任，提出了我国公共卫生建设的基本工作内容。该定义继承和发展了 1920 年温斯洛对公共卫生的定义，适用于我国基本国情，有重要的指导作用。

▶▶ 公共卫生的内涵

我国公共卫生的内涵包括四个方面：疾病预防、健康保护、健康促进和公共安全。疾病预防主要预防传染病、母婴和围产期疾病、营养缺乏性疾病、非传染性慢性疾病以及伤害,健康保护即注重五大卫生和发展人口动力学,关注人从出生到死亡的各种健康问题,健康促进是促使人们维护和改善他们自身健康的过程,公共安全是注意伤害、灾害预防,以及对突发、新发传染病和公共卫生事件的应急处置。

➡➡ 疾病预防

疾病预防是公共卫生最传统、最受重视的基本任务。世界卫生组织将威胁人类健康的疾病分为三组:第一组为传染病、营养不良性疾病和孕产期疾病,第二组为非传染性慢性疾病,第三组为伤害。

以下重点介绍传染病、非传染性慢性疾病和伤害。

✤✤ 传染病

传染病是由特异病原体或其毒性产物引起的具有传染性并可能造成流行的一类感染性疾病。从人类诞生那刻起,传染病就成为威胁人类健康的隐患,人类与传染病斗争的历史从来没有停止过,并取得了令人瞩目的成就:在全球范围内消灭了天花,许多传染病(鼠疫、霍乱、疟

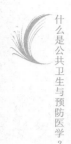

疾、血吸虫病等)的发病率和死亡率也在各国有不同程度的下降。不过，传染病的危害依然严重，埃博拉出血热、人感染高致病性禽流感、新冠肺炎等新发传染病相继发生和流行，结核病、疟疾等早期被控制的传染病卷土重来，给人类健康造成极大的威胁。随着对传染病认识的不断深入，人们发现传染病的流行过程是由传染源、传播途径和易感人群三个基本环节构成的，缺少任何一个环节，新的传染就不会发生。因此传染病的预防措施可简单概括为控制传染源、切断传播途径、保护易感人群三项。

（1）控制传染源

对病人应做到早发现、早诊断、早报告、早隔离、早治疗。对病原携带者也应做好登记、管理和随访工作。与传染源有过接触并有受感染可能者也应根据病种及接触者的免疫状态，采取应急接种、药物预防、医学观察、隔离或留验等不同措施。可经动物传播的传染病，还应注意对动物传染源的控制。

（2）切断传播途径

疫情发生后，对传染源污染的环境，采取有效的措施去除和杀灭病原体。

（3）保护易感人群

可通过预防接种、药物预防，以及个人防护等措施保护易感人群免受病原体侵袭和感染。

此外，加强健康教育、改善环境卫生、加强人群免疫和国境卫生检疫等措施也有助于传染病的预防与控制。

❖❖ 非传染性慢性疾病

非传染性慢性疾病，指从发现之日起算超过 3 个月的非传染性疾病，常见的非传染性慢性疾病主要有四种类型：心脑血管疾病、癌症、糖尿病和慢性呼吸系统疾病。世界卫生组织在《2014 年全球非传染性疾病现状报告》中指出，非传染性慢性疾病目前是全世界人口的首要死因。非传染性慢性疾病具有致病因素多、发病机制复杂、起病隐匿、病程长且病情迁延不愈、预后差、致死致残率高等特点，严重威胁人们的生命和健康。国内外大量研究和实践经验证明：慢性病防治必须以公共卫生为主导，坚持一级预防为主，一、二、三级预防相结合的原则。可以通过定期对居民进行非传染性慢性疾病诊断、加强健康教育、落实综合性预防措施、增设锻炼设备等具体方法来预防非传染性慢性疾病。

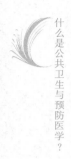

✤✤ 伤害

　　伤害是由于机械能、热能、电能、化学能，以及电离辐射等以超过机体耐受总程度的量或速率急性作用于机体所导致的。过去，伤害通常被认为是不可避免的随机性事故。但大量的科学研究和实践经验证明，伤害在正确的措施和方法下是可以预防的。针对伤害发生的可能因素开展监测、调查和研究，明确伤害发生的原因，并针对危险因素采取预防干预措施，可有效减少伤害的发生。例如，安全带、安全头盔、强制实施的血液乙醇含量限制，可以预防道路交通伤害；池塘边加护栏可以减少溺水的危险；家访项目可减少儿童虐待等，这些具体预防措施均已被证明是有效的。

➡➡ 健康保护

　　健康保护既注重职业、环境、食品、学校、放射五大卫生，同时还要遵循生命全程理论，关注人从出生到死亡的各种健康问题。一方面，健康被认为是受人类的生活、工作和社会环境中的物理、化学、生物因素，经济因素，文化因素和生活方式等多种因素直接或间接影响的。另一方面，人类生命的全程可划分为多个阶段，不同年龄阶段人群的生物和社会因素不同，健康需求也不同。因此，健康保护既要注重五大卫生各个方面，又要关注生命全程。

❖❖ **职业卫生**

职业卫生是识别、评价、预测、控制不良劳动条件对职业人群的影响，通过改进工艺，控制劳动过程的有害因素，改善工作环境，最终达到保护和增进职业人群健康的一门学科。职业人群在劳动过程中会产生影响健康的有害因素，如劳动强度过大或工作时间过长、工作高危等导致的心理紧张，个别器官或系统过度紧张，长时间处于不良体位、姿势或使用不合理工具等。此外，工作环境中也可能存在对健康有害的因素，如高温、高湿、太阳辐射等自然环境因素和通风不良、采光照明不足、有毒与无毒工段安排在同一个车间等厂房建筑或工作环境布局不合理、不符合职业卫生标准的人为因素等。多数因职业导致的损害健康或疾病的原因都是明确的，也是可以预防的。我们可以通过设立和完善职业卫生法律制度与卫生标准，改善工艺流程和生产设备，使用职业病危害防护设施及个体防护用品等措施来控制上述劳动过程中的有害因素，改善工作环境。同时，做好职业健康监护，掌握职业人群的健康状况，尽早发现存在职业禁忌证的高危人群和职业有害因素所致的健康损害早期征象，预防职业性健康损伤和疾病的发生。

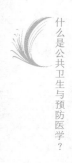

❖❖ 环境卫生

环境卫生，顾名思义就是研究与人群健康相关的环境问题，尤其是自然环境和生活环境对人群健康的影响及其发生、发展规律，旨在改善人类环境，增进人群健康。自然环境包括大气圈、水圈、土壤岩石圈和生物圈，生活环境包括人类为从事生产生活而建立的居住、工作和娱乐环境以及有关的生活环境因素（如室内环境、家用化学品）等。我们生活中常常提到的雾霾、全球变暖、酸雨、淡水资源危机、土地荒漠化、垃圾成灾、有毒化学品污染等环境问题，都与人类健康密切相关，也都属于环境卫生的研究范围。

❖❖ 食品卫生

食品卫生，指在食品的培育、生产、制造直至被人摄食为止的各个阶段中，为保证其安全性、有益性和完好性而采取的全部措施。食品从原料生产、加工、储运、销售直至消费的整个过程中都存在不安全因素。疯牛病、禽流感、毒大米事件的发生是因为存在细菌、病毒、霉菌等生物性不安全因素；苏丹红、瘦肉精、三聚氰胺奶粉事件是由药物残留、食品添加剂滥用等化学性不安全因素导

56

致的。此外,食品中还可能存在物理性(如石子等杂物)、新的生物技术(如转基因食品、辐照食品)以及假冒伪劣食品(如假酒、劣质奶粉)等不安全因素,均会对人们的安全和健康造成威胁。食品卫生为保护使用者安全,便要关注食品从生产到餐桌的全过程,并做好食品相关政策法规的制定以及安全性评价和监管。

❖❖ 学校卫生

学校卫生研究学生健康和发育同教育及生活环境的相互关系;分析影响学生的不利因素并加以控制;提出预防疾病、保护健康的卫生要求和措施。学生作息制度安排、学校选址、教室布局、采光照明、通风采暖、课桌椅管理以及学校健康教育和健康促进工作等均属于学校卫生服务范畴。

❖❖ 放射卫生

放射卫生是研究电离辐射影响人体健康的规律,探索减少放射危害的防护方法与措施,从而保护人类及环境免受或少受电离辐射危害的一门学科。

❖❖ 生命全程理论

生命全程理论认为,可将人生划分为几个明确的阶

公共卫生与预防医学是什么

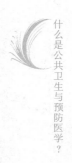

段(围生和婴幼儿期、青少年期、成年期和老年期),应针对这些不同年龄组的人群在不同的场所(家庭、社区、单位)中实施卫生保健措施,从而保证既能在人生的不同阶段有效地获得有针对性的卫生服务,又不会造成重复或遗漏。生命全程理论强调自然社会环境和行为因素在人生的不同时点的作用对人终生健康的影响。许多有害的环境因素和不良生活行为方式对健康的影响是长期的,其对健康的作用需要经过相当长一段时间才能得以体现。因此,生命全程保健的策略既包括宏观上的促进全体人群健康的政策,也包括微观上的在不同场所的一些有针对性的保健措施,高效全面地实现健康保护的目的。

➡➡ 健康促进

　　世界卫生组织将健康促进定义为"是促使人们维护和改善他们自身健康的过程,是协调人类与他们环境之间的战略,规定个人与社会对健康各自所负的责任"。健康促进调动社会、政治、经济的广泛力量,进行全社会动员,全民参与,改变影响人们健康的社会和物质环境条件,增强人们保护和促进自身健康的能力。

　　1986 年,首届国际健康促进大会通过了《渥太华宪章》,提出了健康促进的定义和内涵,确立了健康促进作为公共卫生核心功能的地位，也阐明了健康促进的主要活动领域和策略。

❖❖ 健康促进的五大活动领域

健康促进包括以下五大活动领域。

（1）制定健康公共政策

健康公共政策是保证全体居民公平性的，涉及卫生、收入和社会政策等方面的联合行动。健康公共政策对健康有重要影响，一个有益的政策可以规范和改变千万人的行为和生活方式，如环境保护政策、烟酒销售政策、税收政策、公共场所禁烟政策、传染病防治政策等都能促使人们形成健康的行为和生活方式，进而提高健康水平。

（2）创造健康支持环境

在促进人群健康的实践中，应保护自然环境与资源，努力创造安全、舒适、满意、愉悦的工作和生活条件，减少病因和疾病危险因素，降低疾病对人们健康的威胁，提高人们增进健康的能力。良好的环境是人们实现健康、改变不良行为和生活方式的重要支持和保证。

（3）加强社区行动

社区是人们获取健康信息和保健服务、做出有益于

公共卫生与预防医学是什么

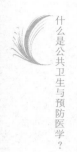

健康决定的重要场所。健康促进应充分发动社区力量，合理利用社区资源，形成灵活的工作体制，帮助社区人群认识自己的健康问题，提高解决健康问题的能力。

（4）发展个人技能

通过提供健康信息和开展教育帮助人们提高做出利于健康选择的能力，改善健康相关行为和生活方式，更有效地维护自身健康和生存环境，有准备地应对人生不同时期可能出现的健康问题。

（5）调整卫生服务方向

卫生部门不应仅仅提供临床治疗服务，而应该将预防和健康促进作为服务模式的一部分。卫生服务的责任应该由个人、社会团体、卫生专业人员、医疗保健部门、商业部门和政府机构共同承担。

❖❖ 健康促进的三大基本策略

健康促进包括以下三大基本策略。

（1）倡导

倡导政策支持、社会各界对健康措施的认同和卫生部门调整服务方向，激发社会关注和群众参与，从而创造有利于健康的社会经济、文化与环境条件。

（2）赋权

使群众获得控制影响自身健康的决策和行动的能力,进而保障人人享有卫生保健与资源的平等机会,使社区的集体行动能更大程度地影响和控制与社区健康和生活质量有关的因素。

（3）协调

协调个人、社区、卫生机构、社会经济部门、政府和非政府组织等在健康促进中的利益和行动,组成强大的联盟与社会支持体系,共同努力实现健康目标。

➡ ➡ 公共安全

公共安全,是指社会和公民个人从事和进行正常的生活、工作、学习、娱乐和交往所需要的稳定的外部环境和秩序。根据《2007 年世界卫生报告》,公共卫生安全是指为尽可能减少危及不同地理区域以及跨国公众群体健康的紧急公共卫生事件的脆弱性而采取的预见性和反应性行动。经历了 2003 年"非典"疫情和 2019 年新冠肺炎的暴发,人们愈发意识到公共卫生安全的重要性。除了传染病以外,各类自然灾害如水灾、旱灾、火灾、地震,事故灾难如毒物泄露、交通运输事故、环境污染和生态破

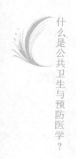

坏，以及恐怖袭击、食品安全和职业危害等公共卫生安全事件也在频繁发生，引发社会动荡和经济损失，威胁人类的健康，甚至生命。各类重大公共卫生事件严重威胁人类健康、社会稳定和国家安全。

2005 年 11 月 13 日，中石油吉林石化分公司双苯厂发生爆炸事故，造成松花江水体严重污染。哈尔滨市委、市政府立即启动应急预案，积极采取应对措施，进行全面动员，提前做好停水准备，维护市场秩序和社会稳定，并按期兑现了恢复供水承诺，有效控制了此次污染事件造成的影响。其中，黑龙江全省疾病预防控制系统也承担了重要工作，开展水质检测检验工作，保证饮水安全，实现了按时保质恢复供水，防止了介水传染病的发生。其间，政府还利用专业知识，发挥媒体宣传作用，消除市民疑虑和恐慌心理。

2008 年的"5·12 汶川地震"，使许多人经历了家破人亡、生离死别的痛苦。地震发生后，整座城市化为了废墟，停水停电、通信中断、交通瘫痪，给群众的生活和公共卫生安全带来巨大的影响。面对突发灾难，国家反应迅速，政府、军队和社会密切配合，公共卫生工作也迅速开展，针对灾区的主要公共卫生问题，做好救援与防病、防疫行动，进行健康宣教、消杀指导、饮用水管理、食品卫生管理、传染病处置等基础及特色公共卫生工作，保证了地震灾区无重大疫情发生。

2015年的"8·12天津滨海新区爆炸事故"，导致大量人员伤亡和数百吨剧毒氰化钠泄漏，严重威胁了救援人员安全及周围民众的健康。此次灾难处置及救援涉及防化、医学、防爆、防疫和环境等多个领域，涵盖防护、侦检、洗消、消防、急救和心理疏导等多个专业。

从以上案例及第一章中详细介绍过的"非典"、新冠肺炎等传染病疫情中，我们不难发现，公共卫生安全事件多具有原因多样、时间人群地点分布各异、传播广泛、危害严重等特点。为保障公共卫生安全，需要开展以社区为核心的卫生服务，为居民提供基本的医疗卫生保健服务；加强突发公共卫生事件应急管理体制建设，做好公共卫生事件的监测、预警与报告；关注日常与公共卫生事件突发后的个体与群体心理干预，提升民众心理健康水平；通过优化生态，达到改善人与自然关系的目的，从源头上减少公共卫生问题的发生。总之，我们需要动员多方力量，团结协作，共同控制危害公共卫生安全事件的发生和发展。

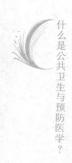

▶▶ 预防医学的经典定义

➡➡ 一门服务人群的医学科学

预防医学是以人群为研究对象，应用宏观与微观的技术手段，研究健康影响因素及其作用规律，阐明外界环境因素与人群健康的相互关系，制定公共卫生策略与措施，以预防疾病、增进健康、延长寿命、提高生命质量为目标的一门医学科学。预防医学概念包含三种不同水平的疾病预防范畴。

✣✣ 一级预防

一级预防又称病因预防，即在发病前期，针对病因采取的预防措施。通常采用的措施有卫生立法、改善环境卫生、免疫接种、健康教育、改变不良行为方式和生活习惯、控制健康危险因素等。

✣✣ 二级预防

二级预防又称临床前期预防，主要通过普查、筛查、定期健康检查、高危人群重点项目检查以及设立专科门诊等方法，达到早期发现、早期诊断和早期治疗疾病的目的。对于传染病，除了"三早"，还要做到疫情早报告和病人早隔离工作，以控制疾病蔓延，降低对社会的危害程度。

❖❖❖ 三级预防

三级预防又称临床预防，即对已患病者，采取及时、有效的措施，防止疾病进一步恶化或发生严重的并发症或后遗症；对已经丧失劳动力者或残疾人，通过心理和功能康复尽可能地使其恢复生活和劳动能力。

预防医学是医学科学的重要组成部分之一，需要在运用生物医学、环境医学和社会科学理论的同时，结合流行病学与医学统计学等学科的原理和方法，实现促进健康、预防疾病和避免劳动力过早丧失的目标。预防医学不同于临床医学，临床医学关注疾病和患者个体，预防医学的主要研究对象则是人群。预防医学是一门服务于人群健康的医学。

➡➡ 预防医学的特点、用途和好处

认识了预防医学的定义之后，我们再来看一下预防医学都有哪些特点，以及我们可以利用预防医学做些什么。

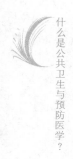

❖❖ **预防医学的特点**

预防医学的研究对象包括个体及群体，但重点是群体，且不是以疾病而是以健康为中心的，主要着眼于健康人群和亚健康人群。因而，预防医学对疾病尤其是非传染性慢性疾病的预防具有重要的现实意义。

预防医学研究重点为影响健康的因素与人群健康的关系。预防医学研究环境有害因素对人群健康的影响以及疾病的发生、发展规律，研究疾病易感性及环境与遗传的交互作用，通过健康危害识别、风险评估、环境改善和人群干预等手段达到促进群体健康的目的。

预防医学在研究方法上更注意微观和宏观相结合。预防医学既需要现代生物医学和生命科学的理论和技术，又依赖流行病学和循证公共卫生学等群体健康研究方法，将宏观和微观研究方法有机结合，在分子、细胞、组织、器官、系统、个体、群体不同层面研究疾病发生发展规律和干预措施。

预防医学的研究目的是预防疾病、延长寿命和健康促进，研究范围贯穿于疾病发生、发展的全过程，突出预防为主的观念，采取积极主动的对策，具有比临床医学更大的人群健康效益。预防医学的主动性，一方面强调应该尽可能地采取促进健康和预防疾病的措施,防患于未然;另一方面,注重健康教育和健康促进,鼓励人们掌握自身健康的主动权,提高人们处理自身健康问题的能力。

预防医学重视疾病样本收集和海量疾病数据深度挖掘,在认识疾病发生发展基本规律的基础上,寻找疾病相关生物标志,进行疾病早期干预和预测预警,有助于临床的早期发现、早期诊断、早期治疗及个体化治疗。

预防医学重视其自身与临床医学的充分结合,并且将预防措施与临床治疗相结合,从而达到理论与实践相结合的目的。

预防医学研究成果具有很强的实用性,可为制定安全限值、卫生标准、干预措施、卫生管理相关法律法规及政府公共卫生决策提供科学依据。

❖❖ 预防医学的用途

想要探索预防医学的用途,我们可以结合它的研究内容来看。预防医学的研究内容广泛,涉及众多科学领域,包括基础医学、临床医学、医学统计学、流行病学、环境医学、社会医学、卫生管理学等。

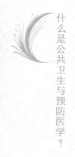

（1）研究环境因素对人群健康影响的规律

预防医学研究人类与环境的对立统一关系，探讨人类生活环境因素、职业有害因素、社会心理因素、行为生活方式以及生物遗传因素对人群健康和疾病的作用规律，改善和利用环境因素有益的方面，控制和消除有害的方面，维持和促进人群健康。

（2）分析人群疾病分布与健康水平动态变化趋势

预防医学采用人群健康研究的统计学和流行病学方法，描述和分析人群中疾病谱、死亡谱的变化，了解疾病的发生条件、分布和消长规律，阐明健康危险因素，制定疾病防治措施。

（3）制定预防疾病与促进健康的策略和措施

依据存在的重要人群健康问题，提出有效的个体和群体预防措施以及控制危险因素的具体卫生要求。除一般人群外，特别要研究脆弱人群，如妇女、儿童和老年人的保健问题，并针对不同人群的生理和接触环境的危险因素特点，制定不同的干预策略。

（4）探讨卫生保健与疾病防治工作的组织管理方法和措施

探究如何充分利用、合理配置卫生资源和科学管理卫生服务系统,为卫生工作决策提供科学依据和咨询建议,通过发展初级卫生保健和社区卫生服务,达到预防疾病、促进健康、防止残疾和早逝、提高生命质量和延年益寿的目的。

✦✦ 预防医学的好处

预防医学的发展给人群的健康带来了极大的利益。

(1)为人们提供保健和预防疾病的知识

预防医学能够为人们提供保健和预防疾病的知识,提高人们的健康意识,改善人们的健康相关行为。影响人们健康和疾病的因素主要有环境因素、行为和生活方式因素、生物遗传因素和医疗卫生服务因素四类,而环境中的有毒有害因素和医疗保健因素又常常需要人自身的行为作为中介来作用于人体。通过传授健康知识和技能,可以推动人们主动避免对有害因素的暴露,科学地利用医疗卫生保健资源,以有助于对公众健康的保护。

(2)指导卫生保健事业的发展

预防医学的核心即防病——"未病先防,既病防变"和保健——"增进健康,延长寿命"。随着时代的不断发展,人们对健康的重视程度不断提高,同时对健康的了解

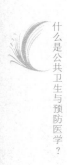

也更加准确。"健康是身体上、精神和社会适应上的完好状态,而不仅仅是没有疾病和虚弱",这是世界卫生组织提出的健康观念,这一健康观念的提出,标志着医学模式从以个体为单位、以疾病为前提、以治疗为对策的传统"生物医学模式"向以群体为单位、以健康为前提、以预防为对策的新医学模式——"生物－心理－社会医学模式"的转变。这一发展使个体和群体在疾病发生前后的各个阶段的全方位预防,成为实现人人健康的最高医学目标的核心内容,对现代卫生保健事业起着重要的指导作用。

（3）预防和控制疾病发生

预防医学的发展能够预防和控制疾病的发生,减缓疾病的危害,既包括高血压、糖尿病、恶性肿瘤等慢性疾病的防治,也包括一些突发性疾病的预防,如甲类传染病的发生、新传染病的发生、不明原因疾病的出现、乙类传染病的发生、各类自然灾害发生过程中或是灾难之后流行性疾病的出现等。

（4）培养综合素质较高的医学人才

随着社会的发展、健康概念和医学模式的改变,大众对健康的需求逐步从治愈疾病转变为预防疾病的发生。预防医学学科作为现代医学教育中必不可少的一部分,可以帮助医学生掌握相关理论和实践技能,树立"预防为主"的思想。将预防贯穿于医学教育全过程,有助于培养适合当下医学模式和大众需求的高素质医学人才。

▶▶ 公共卫生与预防医学辅车相依

在分别学习了"公共卫生"和"预防医学"的定义和内涵之后,你是不是对两者的关系产生了困惑? 在中国,公共卫生与预防医学的关系也曾多年存在着从概念到内容的混淆与争论。但随着人们对健康的关注度和要求不断提高,不少学者开始注重对公共卫生与预防医学关系的深入研究,逐步厘清了公共卫生与预防医学的关系。我们认为公共卫生与预防医学辅车相依,两者具有相同的目标和难以分割的工作内容,但同时在思维角度、研究方法和工作职能等方面存在一定的差异。

➡➡ 公共卫生与预防医学的区别

✜✜ 性质不同

公共卫生从以病人为中心的临床医学发展到以群体为中心的社区医学,具有以人为本、以全体人群为对象、以社区为基础、以政策为手段、以健康促进为先导的特

71

公共卫生与预防医学是什么

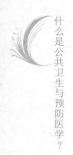

点,已演变为一种社会管理职能,严格说它已不属于医学范畴。而预防医学作为医学的一个分支,不管其外延多么广阔,社会性多么强,其本质仍然是医学。

✥✥ 工作内容及侧重点不同

公共卫生侧重于宏观调控,其工作职能除了疾病控制、环境污染对人体健康影响的控制等与预防医学相重合的部分外,主要是以卫生政策、卫生规划、卫生管理、卫生监督、卫生法规、卫生经济、卫生工程等宏观调控方法为主。而预防医学则侧重于微观调控和监测,其内容侧重于探究群体疾病病因,防治疾病流行,研究预防疾病的对策,提出具体的预防措施,保障人们的健康。公共卫生和预防医学的工作内容不同,公共卫生工作范围大于预防医学工作范围,且两者的侧重点也不相同。

✥✥ 对从业人员要求不同

公共卫生作为一种社会服务,其从业人员不仅要具有一定的卫生专业知识,还要具有管理学和社会科学等方面的专业知识。只有这样,公共卫生的从业人员才能合格地完成公共卫生保障任务。预防医学则与此不同,预防医学作为一门医学科学,其对于基础医学知识的要求更高。

➡➡ 公共卫生与预防医学的联系

公共卫生与预防医学虽然存在诸多不同,但两者仍然是密不可分的统一整体。从公共卫生与预防医学的定义和特点便可以看出,公共卫生与预防医学的工作对象均为广大群众,都是以预防为基本手段,最终目的都是保证人民的健康,延长寿命,维护整个社会的利益。对两者之间的联系可以做以下归纳。

❖❖ 公共卫生是预防医学的实践应用

如果说预防医学是理论性的研究,那么公共卫生服务就是实践性的检验。预防医学更加注重理论研究,研究环境、人群、健康的微观联系,即如何控制疾病发展,如何改善环境,如何确保公众健康。而公共卫生则是通过具体的实践来保证社会公众的健康问题、预防和控制疾病的发展和蔓延,以及验证预防医学理论的有效性。

❖❖ 预防医学是公共卫生的重要环节

预防医学是研究社会人群健康和疾病发生、发展、转归的本质与规律,探讨内、外环境以及社会活动对人类健康和疾病的影响,制定预防、控制、消灭疾病发生和流行的对策,着眼于优化和改善人类生存环境,创造和维护有

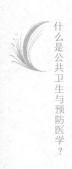

利于人类身心健康的居住、劳动和生活条件，保护劳动力，促进人类健康，提高人类生命价值的科学和技术。预防医学是公共卫生的重要环节，我们在开展关于疫情防控的公共卫生工作时，相关政策的制定都需要基于预防医学的分析和研究结论。

❖❖ 公共卫生与预防医学需要互相促进、不断发展

预防医学需要通过公共卫生进行有效管理，公共卫生则需要预防医学指引发展方向，只有将二者紧密结合，才能更好地发挥效益，互相促进、不断发展。

预防医学作为一门医学科学，其意义在于教会人们怎样做好预防，提供的是一种方法，而公共卫生则是通过政策的制定等措施将这些方法付诸实践，是一种实践方式。总的来说，公共卫生依赖于预防医学的专业知识，而预防医学的价值也在公共卫生中得以体现。

公共卫生与预防医学的现状与发展前景

> 世界上没有完美、普适、一成不变的公共卫
> 生实践模式,适合一个地区一个时期实际需要
> 的公共卫生才是最好的公共卫生。
>
> ——《中国公共卫生理论与实践》

▶▶ 防患于未然——"预防为主"的卫生工作方针

我国朴素的预防医学思想起源很早。《黄帝内经》之
《素问·四气调神大论》中这样描述:"……是故圣人不治
已病治未病,不治已乱治未乱,此之谓也。夫病已成而后
药之,已成而后治之,譬犹渴而穿井,斗而铸锥,不亦晚
乎。"即不要等病了才来治病,要防患于未然,犹如未渴就
先穿井,未雨绸缪,这是一种积极的预防思想。在汉武帝
时,淮南王刘安等人所著的《淮南子》中也说:"良医者,常

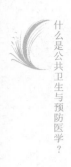

治无病之病，故无病。"

1932 年至 1937 年间，我国著名的公共卫生学家陈志潜教授在河北省定县开展了一项农村卫生项目，目的是设计出一个为中国农民提供保健和现代医疗的模式体系。这个体系所要解决的是来自一个贫穷的、教育落后的、以农业为主的社会的问题。它关注的重点不是个体的病人，而是经济落后的整个社区。项目从现场调查开始，搜集当地健康与社会经济状况的基本信息作为制定卫生规划的基础，这种做法是没有先例的。然后充分考虑了当地贫瘠的经济现状，建立起一个综合的以村为基础的区、乡、村三级卫生保健服务体系。现场工作包括：建立出生和死亡的统计登记制度；提供医学救助；通过水井改建和消毒处理，供给卫生合格的饮用水；修建公共厕所，改善环境卫生；建立公共浴室，改善个人卫生；针对传染病开展预防接种；针对全部小学生及不同的成年人群提供健康教育；提供计划生育服务等。定县的经验和卫生组织体系在我国是史无前例的，它为中国乃至世界的卫生工作留下了一笔宝贵的财富。

新中国成立后，预防为主成为中国卫生工作一贯的方针之一。"预防为主"卫生方针的确立指明了中国卫生工作的方向。它要求全体医疗卫生工作者不但要勤勤恳恳地为人民治好病，而且要发动群众主动地与疾病做斗争。这种主动的斗争就是预防，所以治疗与预防兼顾，而以预防为主的方针，是从为人民服务这一出发点提出的。

1950年，第一届全国卫生工作会议确定了"面向工农兵""预防为主""团结中西医"为卫生工作的三大方针。

1952年，第二届全国卫生工作会议增加了"卫生工作与群众运动相结合"这一重要方针，成为卫生工作的第四大方针。

1991年，第七届全国人民代表大会第四次会议提出了中国在新的历史时期的卫生工作方针，"贯彻预防为主，依靠科技进步，动员全社会参与，中西医并重，为人民健康服务"。

1997年，《中共中央、国务院关于卫生改革与发展的决定》提出新时期中国卫生工作方针是"以农村为重点，预防为主，中西医并重，依靠科技和教育，动员全社会参与，为人民健康服务，为社会主义现代化建设服务"。

▶▶ 新时期卫生健康工作方针

党的十八大以来，以习近平同志为核心的党中央把

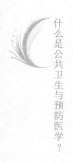

全民健康作为全面建成小康社会的重要基础，强调把健康放到优先发展的战略地位。

2016年8月19日，全国卫生与健康大会召开，明确提出新时期卫生与健康工作方针是"以基层为重点，以改革创新为动力，预防为主，中西医并重，将健康融入所有政策，人民共建共享"。

新时期卫生与健康工作方针是在深入总结历史经验，科学分析保障国民健康面临的形势基础上提出的，是习近平新时代中国特色社会主义思想在卫生健康领域的凝练和体现。它深刻回答了新时期怎样发展卫生健康事业、怎样建设健康中国的重大问题，是卫生健康事业改革发展的根本遵循。

其中，"将健康融入所有政策"，是国家卫生与健康工作方针的重要内容，成为推进"健康中国"建设，实现全民健康的重要手段之一。

"将健康融入所有政策"的提出，源于人们对决定健康状况的各种因素的认识不断深入。研究表明，决定健康状况的因素，医疗卫生服务仅占8%，遗传等生物因素占15%，超七成是生活方式和社会环境因素。早在1978年，世界卫生组织在《阿拉木图宣言》中，就把政策重点放在保障每个居民获得安全饮用水、卫生设施、均衡营养以及疾病预防控制措施等与健康相关的社会政策方面。

近年来，伴随生活水平的进一步提高，我国卫生与健康政策开始关注不良生活方式对健康的影响，政策目标聚焦于如何改善和改变这些不良生活方式，但对社会和环境因素的关注仍然不够。我国在经济快速发展的同时，也面临着日益严峻的生态环境等因素带来的健康问题，解决这一问题仅靠个人生活方式的改变还远远不够。

比如，老百姓能够自己培养适量运动、合理膳食的良好生活习惯，但却无法避免在运动中吸入污染的空气，也难以规避饮食中抗生素、激素、农药残留等对健康的影响。又比如，一个想要慢跑的人却找不到合适的跑道，一个想要骑行锻炼的人却不得不面对拥挤的车流。在这个意义上，个人的"健康生活"，离不开国家政策层面的支持。

"将健康融入所有政策"，就是要解决这样的问题。体育和住建部门为居民提供充足的健身场所与器材，环保和工业部门下大力气打好蓝天保卫战，农业和市场监管部门抓好全流程食品安全、疫苗安全……只有当整个社会以及各部门建立起统一的健康价值观，用政策手段

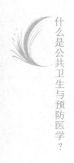

形成合力，才能推动"将健康融入所有政策"的实现。

"将健康融入所有政策"不单是一种理念，更不单是一句口号，而是必须通过实践来落实的目标。无论是从国家层面出发，自上而下地落实推进，还是以小范围的区、县为试点层层向上突破，只有选择符合国情的路径，设计切实可行的方案，动员全社会、全体居民共同参与，才能实现健康中国的目标。

▶▶《"健康中国 2030"规划纲要》

健康是促进人的全面发展的必然要求，是经济社会发展的基础条件。实现国民健康长寿，是国家富强、民族振兴的重要标志，也是全国各族人民的共同愿望。

党和国家历来高度重视人民健康。新中国成立以来，特别是改革开放以来，我国健康领域改革发展取得显著成就，城乡环境面貌明显改善，全民健身运动蓬勃发展，医疗卫生服务体系日益健全，人民健康水平和身体素质持续提高。同时，工业化、城镇化、人口老龄化、疾病谱变化、生态环境及生活方式变化等，也给维护和促进健康带来一系列新的挑战，健康服务供给总体不足与需求不断增长之间的矛盾依然突出，健康领域发展与经济社会发展的协调性有待增强，需要从国家战略层面统筹解决关系健康的重大和长远问题。

2016年8月26日，中共中央政治局召开会议，审议通过《"健康中国2030"规划纲要》。会议强调，《"健康中国2030"规划纲要》是今后15年推进健康中国建设的行动纲领。要坚持以人民为中心的发展思想，牢固树立和贯彻落实创新、协调、绿色、开放、共享的发展理念，坚持正确的卫生与健康工作方针，坚持健康优先、改革创新、科学发展、公平公正的原则，以提高人民健康水平为核心，以体制机制改革创新为动力，从广泛的健康影响因素入手，以普及健康生活、优化健康服务、完善健康保障、建设健康环境、发展健康产业为重点，把健康融入所有政策，全方位、全周期保障人民健康，大幅提高健康水平，显著改善健康公平。

推进健康中国建设，要坚持预防为主，推行健康文明的生活方式，营造绿色安全的健康环境，减少疾病发生。要调整优化健康服务体系，坚持保基本、强基层、建机制，更好地满足人民群众健康需求。要坚持共建共享、全民健康，坚持政府主导，动员全社会参与，突出解决好妇女儿童、老年人、残疾人、流动人口、低收入人群等重点人群的健康问题。要强化组织实施，加大政府投入，深化体制

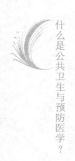

机制改革,加快健康人力资源建设,推动健康科技创新,建设健康信息化服务体系,加强健康法治建设,扩大健康国际交流合作。

"共建共享、全民健康",是建设健康中国的战略主题。核心是以人民健康为中心,坚持以基层为重点,以改革创新为动力,预防为主,中西医并重,把健康融入所有政策,人民共建共享的卫生与健康工作方针,针对生活行为方式、生产生活环境以及医疗卫生服务等健康影响因素,坚持政府主导与调动社会、个人的积极性相结合,推动人人参与、人人尽力、人人享有,落实预防为主,推行健康生活方式,减少疾病发生,强化早诊断、早治疗、早康复,实现全民健康。

到 2030 年,促进全民健康的制度体系将更加完善,健康领域发展更加协调,健康生活方式得到普及,健康服务质量和健康保障水平不断提高,健康产业繁荣发展,基本实现健康公平,主要健康指标进入高收入国家行列。到 2050 年,建成与社会主义现代化国家相适应的健康国家。

推进健康中国建设,是全面建成小康社会、基本实现社会主义现代化的重要基础,是全面提升中华民族健康

82

素质、实现人民健康与经济社会协调发展的国家战略,是积极参与全球健康治理、履行 2030 年可持续发展议程国际承诺的重大举措。

《"健康中国 2030"规划纲要》坚持目标导向和问题导向,突出了战略性、系统性、指导性、操作性,是推进健康中国建设的宏伟蓝图和行动纲领。全社会要增强责任感、使命感,全力推进健康中国建设,为实现中华民族伟大复兴和推动人类文明进步做出更大贡献。

▶▶《健康中国行动(2019—2030 年)》

党的十九大做出了实施健康中国战略的重大决策部署,充分体现了维护人民健康的坚定决心。为积极应对当前突出的健康问题,必须关口前移,采取有效干预措施,努力使群众不生病、少生病,提高生活质量,延长健康寿命。这是以较低成本取得较高健康绩效的有效策略,是解决当前健康问题的现实途径,是落实健康中国战略的重要举措。为此,国务院特制定了《健康中国行动(2019—2030 年)》。

➡➡《健康中国行动(2019—2030 年)》的指导思想

以习近平新时代中国特色社会主义思想为指导,全

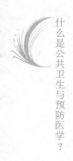

面贯彻党的十九大和十九届二中、三中全会精神，坚持以人民为中心的发展思想，牢固树立"大卫生、大健康"理念，坚持预防为主、防治结合的原则，以基层为重点，以改革创新为动力，中西医并重，把健康融入所有政策，针对重大疾病和一些突出问题，聚焦重点人群，实施一批重大行动，政府、社会、个人协同推进，建立健全健康教育体系，引导群众建立正确健康观，形成有利于健康的生活方式、生态环境和社会环境，促进以治病为中心向以健康为中心转变，提高人民健康水平。

➡➡《健康中国行动（2019—2030 年）》的基本路径

✢✢ 普及健康知识

把提升健康素养作为增进全民健康的前提，根据不同人群特点有针对性地加强健康教育与促进，让健康知识、行为和技能成为全民普遍具备的素质和能力，实现健康素养人人有。

✢✢ 参与健康行动

倡导每个人是自己健康第一责任人的理念，激发居民热爱健康、追求健康的热情，养成符合自身和家庭特点的健康生活方式，合理膳食、适量运动、戒烟限酒、心理平衡,实现健康生活少生病。

✥✥ 提供健康服务

推动健康服务供给侧结构性改革,完善防治策略、制度安排和保障政策,加强医疗保障政策与公共卫生政策衔接,提供系统连续的预防、治疗、康复、健康促进一体化服务,提升健康服务的公平性、可及性、有效性,实现早诊早治早康复。

✥✥ 延长健康寿命

强化跨部门协作,鼓励和引导单位、社区、家庭、居民个人行动起来,对主要健康问题及影响因素采取有效干预,形成政府积极主导、社会广泛参与、个人自主自律的良好局面,持续提高健康预期寿命。

➡➡《中小学健康促进行动》

中小学生处于成长发育的关键阶段。加强中小学健康促进,动员家庭、学校和社会共同维护中小学生身心健康。引导学生从小养成健康生活习惯,锻炼健康体魄,预防近视、肥胖等疾病,增强青少年体质,是促进中小学生健康成长和全面发展的需要。

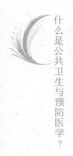

❖❖ **主要目标**

到 2022 年和 2030 年,国家学生体质健康标准达标优良率分别达到 50% 及以上和 60% 及以上,全国儿童青少年总体近视率力争每年降低 0.5 个百分点以上,新发近视率明显下降。中小学生每天校内体育活动时间不少于 1 小时;学校眼保健操普及率达到 100%;将学生体质健康情况纳入对学校的绩效考核中,与学校负责人奖惩挂钩,将高中体育科目纳入高中学业水平测试或高考综合评价体系。提倡中小学生每天在校外接触自然光时间 1 小时以上;小学生、初中生、高中生每天睡眠时间分别不少于 10、9、8 个小时;中小学生非学习目的使用电子屏幕产品单次不宜超过 15 分钟,每天累计不宜超过 1 小时。

❖❖ **相关措施**

(1)科学运动

保证充足的体育活动,减少久坐和视屏(观看电视,使用电脑、手机等)时间。课间休息,要离开座位适量活动。每天累计至少 1 小时中等强度及以上的运动,培养终身运动的习惯。

(2)注意用眼卫生

主动学习掌握科学用眼护眼等健康知识,养成健康用眼习惯。保持正确读写姿势。握笔的指尖离笔尖一寸,胸部离桌子一拳,书本离眼一尺,保持读写坐姿端正。读写要在采光良好、照明充足的环境中进行。白天学习时,充分利用自然光线照明,避免光线直射在桌面上。晚上学习时,同时打开台灯和房间大灯。读写连续用眼时间不宜超过 40 分钟。自觉减少电子屏幕产品使用时间。避免不良用眼行为,不在走路、吃饭、躺卧时,晃动的车厢内,光线暗弱或阳光直射下看书或使用电子屏幕产品。自我感觉视力发生明显变化时,及时告知家长和教师,尽早到眼科医疗机构检查和治疗。

(3)保持健康体重

学会选择食物和合理搭配食物的生活技能。每天吃早餐,合理选择零食,在两餐之间可选择适量水果、坚果或酸奶等食物作为零食。足量饮水,首选白开水,少喝或不喝含糖饮料。自我监测身高、体重等生长发育指标,及早发现、科学判断是否出现超重、肥胖等健康问题。

(4)掌握知识,预防疾病

了解传染病防控知识,增强体质,预防传染病,特别是预防常见呼吸道传染病。

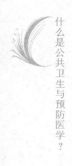

（5）掌握科学的应对方法，促进心理健康

保持积极向上的健康心理状态，积极参加文体活动和社会实践。了解不良情绪对健康的影响，掌握调控情绪的基本方法。正确认识心理问题，学会积极暗示，适当宣泄，可以通过深呼吸或找朋友倾诉、写日记、画画、踢球等方式，将心中郁积的不良情绪如痛苦、委屈、愤怒等发泄出去，可向父母、老师、朋友等寻求帮助，还可主动接受心理辅导（心理咨询与治疗等）。

（6）合理、安全使用网络

增强对互联网信息的辨别力，主动控制上网时间，抵制网络成瘾。

（7）保证充足的睡眠，不熬夜

科学用耳，注意保护听力。早晚刷牙、饭后漱口，采用正确的刷牙方法，每次刷牙不少于 2 分钟。发生龋齿及时提醒家长陪同就医。不吸烟，拒吸二手烟，帮助家长戒烟。增强自身安全防范意识，掌握伤害防范的知识与技能，预防交通伤害、校园暴力伤害、溺水、性骚扰、性侵害等。远离不安全性行为。不以任何理由尝试毒品。

▶▶《中华人民共和国国民经济和社会发展第十四个五年(2021—2025年)规划和2035年远景目标纲要》

《中华人民共和国国民经济和社会发展第十四个五年(2021—2025年)规划和2035年远景目标纲要》(以下简称《规划》),根据《中共中央关于制定国民经济和社会发展第十四个五年规划和二〇三五年远景目标的建议》编制,主要阐明国家战略意图,明确政府工作重点,引导规范市场主体行为,是我国开启全面建设社会主义现代化国家新征程的宏伟蓝图,是全国各族人民共同的行动纲领。

"十四五"时期是我国全面建成小康社会、实现第一个百年奋斗目标之后,乘势而上开启全面建设社会主义现代化国家新征程、向第二个百年奋斗目标进军的第一个五年。

当前和今后一个时期,我国发展仍然处于重要战略机遇期,但机遇和挑战都有新的发展变化。当今世界正经历百年未有之大变局,新一轮科技革命和产业变革深入发展,国际力量对比深刻调整,和平与发展仍然是时代

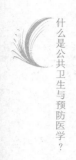

主题,人类命运共同体理念深入人心。同时,国际环境日趋复杂,不稳定性、不确定性明显增加,新冠肺炎疫情影响广泛深远,世界经济陷入低迷期,经济全球化遭遇逆流,全球能源供需版图深刻变革,国际经济政治格局复杂多变,世界进入动荡变革期,单边主义、保护主义、霸权主义对世界和平与发展构成威胁。

我国已转向高质量发展阶段,制度优势显著,治理效能提升,经济长期向好,物质基础雄厚,人力资源丰富,市场空间广阔,发展韧性强劲,社会大局稳定,继续发展具有多方面优势和条件。同时,我国发展不平衡不充分问题仍然突出,重点领域关键环节改革任务仍然艰巨,创新能力不适应高质量发展要求,农业基础还不稳固,城乡区域发展和收入分配差距较大,生态环保任重道远,民生保障存在短板,社会治理还有弱项。

必须统筹中华民族伟大复兴战略全局和世界百年未有之大变局,深刻认识我国社会主要矛盾变化带来的新特征新要求,深刻认识错综复杂的国际环境带来的新矛盾新挑战,增强机遇意识和风险意识,立足社会主义初级阶段基本国情,保持战略定力,办好自己的事,认识和把握发展规律,发扬斗争精神,增强斗争本领,树立底线思维,准确识变、科学应变、主动求变,善于在危机中育先机,于变局中开新局,抓住机遇,应对挑战,趋利避害,奋勇前进。

在《规划》的第十三篇"提升国民素质 促进人的全面发展"的第四十四章"全面推进健康中国建设"部分,开宗明义,提出的首要任务就是构建强大公共卫生体系。具体内容如下:

改革疾病预防控制体系,强化监测预警、风险评估、流行病学调查、检验检测、应急处置等职能。建立稳定的公共卫生事业投入机制,改善疾控基础条件,强化基层公共卫生体系。落实医疗机构公共卫生责任,创新医防协同机制。完善突发公共卫生事件监测预警处置机制,加强实验室检测网络建设,健全医疗救治、科技支撑、物资保障体系,提高应对突发公共卫生事件能力。建立分级分层分流的传染病救治网络,建立健全统一的国家公共卫生应急物资储备体系,大型公共建筑预设平疫结合改造接口。筑牢口岸防疫防线。加强公共卫生学院和人才队伍建设。完善公共卫生服务项目,扩大国家免疫规划,强化慢性病预防、早期筛查和综合干预。完善心理健康和精神卫生服务体系。

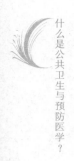

▶▶ **习近平总书记主持专家学者座谈会 强调构建起强大的公共卫生体系**

2020 年 6 月 2 日下午,中共中央总书记、国家主席、中共中央军委主席习近平就疫情防控科研攻关工作召开专家学者座谈会并发表重要讲话。他强调,人民安全是国家安全的基石。要强化底线思维,增强忧患意识,时刻防范卫生健康领域重大风险。只有构建起强大的公共卫生体系,健全预警响应机制,全面提升防控和救治能力,织密防护网,筑牢筑实隔离墙,才能切实为维护人民健康提供有力保障。

习近平强调,人类健康是社会文明进步的基础。党的十八大以来,党中央明确了新时代党的卫生健康工作方针,强化提高人民健康水平的制度保障,坚持预防为主,稳步发展公共卫生服务体系,成功防范和应对了甲型 H1N1 流感、H7N9 型禽流感、埃博拉出血热等突发疫情,主要传染病发病率显著下降。在实现"两个一百年"奋斗目标的历史进程中,发展卫生健康事业始终处于基础性地位,同国家整体战略紧密衔接,发挥着重要支撑作用。

习近平指出,疾病预防控制体系是保护人民健康、保障公共卫生安全、维护经济社会稳定的重要保障。要立足更精准更有效地防,在理顺体制机制、明确功能定位、提升专业能力等方面加大改革力度。要建立稳定的公共卫生事业投入机制,改善疾病预防控制基础条件,完善公共卫生服务项目。要优化完善疾病预防控制机构职能设置,建立上下联动的分工协作机制。要加强国家级疾病预防控制机构能力建设,强化其技术、能力、人才储备。要健全疾控机构和城乡社区联动工作机制,加强乡镇卫生院和社区卫生服务中心疾病预防职责,夯实联防联控的基层基础。要创新医防协同机制,建立人员通、信息通、资源通和监督监管相互制约的机制。要加强疾控人才队伍建设,建立适应现代化疾控体系的人才培养使用机制,稳定基层疾控队伍。要建设一批高水平公共卫生学院,着力培养能解决病原学鉴定、疫情形势研判和传播规律研究、现场流行病学调查、实验室检测等实际问题的人才。

习近平强调,要把增强早期监测预警能力作为健全公共卫生体系当务之急,完善传染病疫情和突发公共卫生事件监测系统,改进不明原因疾病和异常健康事件监测机制,提高评估监测敏感性和准确性,建立智慧化预警多点触发机制,健全多渠道监测预警机制,提高实时分

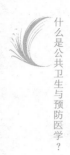

析、集中研判的能力。要加强实验室检测网络建设，提升传染病检测能力。要建立公共卫生机构和医疗机构协同监测机制，发挥基层哨点作用，做到早发现、早报告、早处置。要健全突发公共卫生事件应对预案体系，分级分类组建卫生应急队伍，覆盖形势研判、流行病学调查、医疗救治、实验室检测、社区指导、物资调配等领域。要强化基层卫生人员知识储备和培训演练，提升先期处置能力。要深入开展卫生应急知识宣教，提高人民群众对突发公共卫生事件认知水平和预防自救互救能力。各级党委和政府要建立定期研究部署重大疫情防控等卫生健康工作机制，做到指令清晰、系统有序、条块畅达、执行有力。

习近平强调，爱国卫生运动是我们党把群众路线运用于卫生防病工作的成功实践。要总结新冠肺炎疫情防控斗争经验，丰富爱国卫生工作内涵，创新方式方法，推动从环境卫生治理向全面社会健康管理转变，解决好关系人民健康的全局性、长期性问题。要全面改善人居环境，加强公共卫生环境基础设施建设，推进城乡环境卫生整治，推进卫生城镇创建。要倡导文明健康绿色环保的生活方式，开展健康知识普及，树立良好饮食风尚，推广文明健康生活习惯。要推动将健康融入所有政策，把全生命周期健康管理理念贯穿城市规划、建设、管理全过程各环节。各级党委和政府要把爱国卫生工作列入重要议事日程,探索更加有效的社会动员方式。

习近平强调,要有针对性地推进传染病防治法、突发公共卫生事件应对法等法律修改和制定工作,健全权责明确、程序规范、执行有力的疫情防控执法机制,进一步从法律上完善重大新发突发传染病防控措施,明确中央和地方、政府和部门、行政机关和专业机构的职责。要普及公共卫生安全和疫情防控法律法规,推动全社会依法行动、依法行事。

习近平指出,科学技术是人类同疾病斗争的锐利武器,人类战胜大灾大疫离不开科学发展和技术创新。要加大卫生健康领域科技投入,集中力量开展核心技术攻关,发挥新型举国体制的优势。要深化科研人才发展体制机制改革,完善战略科学家和创新型科技人才发现、培养、激励机制,吸引更多优秀人才进入科研队伍,为他们脱颖而出创造条件。

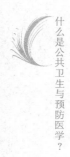

大学中的公共卫生与预防医学

> 世界上本没有公共卫生,公共卫生因人类病苦而诞生,为所有人健康而立命,在社会危难时刻壮大,这是公共卫生最简明的历史。公共卫生骨子里含着利他主义精神,从来都不是单纯的医学问题。
>
> ——唐金陵

预防医学是从医学中分化出来的一个独立的学科群。它以人类群体为研究对象,应用生物医学、环境医学和社会医学的理论,宏观与微观相结合的方法,研究疾病的发生与分布规律以及影响健康的各种因素,制定预防对策和措施,达到预防疾病、促进健康和提高生命质量的目的。作为医学的重要组成部分,预防医学是在人类为求生存和发展而与危害健康的各种因素斗争的过程中产生和发展起来的。

▶▶ **课程体系**

公共卫生与预防医学专业主要培养从事预防保健、健康教育、卫生监督以及预防医学教学、科研工作的高级专业人才。

学生在本科期间需要学习的课程大致分为四类:主要基础通识课程,包括马克思主义基本原理概论、大学英语、高等数学、大学物理、有机化学等;主要医学基础课程,包括解剖学、组织胚胎学、生理学、生物化学、免疫学、病理生理学等;主要临床医学课程,包括诊断学、内科学、外科学、妇产科学、儿科学、传染病学等;主要专业课程,包括流行病学、卫生统计学、职业卫生与职业医学、环境卫生学、营养卫生学、卫生微生物学、儿童少年卫生学等。

实际上,在公共卫生领域,无论是基础学科的学习,还是细化研究方向的科学研究,都是在探索疾病的影响因素,研究如何从社会的角度护卫人类健康。

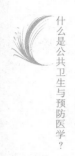

▶▶ 专业设置

公共卫生与预防医学是从医学科学体系中分化出来的，是研究预防和消灭病害、讲究卫生、增强体质、改善和创造有利于健康的生产环境和生活条件的科学。根据《普通高等学校本科专业目录》(2022年版)，公共卫生与预防医学专业类有5个专业：预防医学、食品卫生与营养学、妇幼保健医学、卫生监督和全球健康学。

实际上各院校在研究生阶段的二级学科的名称和范围较本科阶段分类更为细致和广阔。具体来说，它包括营养学、毒理学、消毒学、流行病学、媒介生物控制学、环境医学、职业医学、地方病学、热带医学、社会医学、卫生检验学、食品卫生学、儿童少年卫生学、妇幼卫生学、环境卫生学、劳动卫生学、放射卫生学、卫生工程学、卫生经济学、卫生统计学、计划生育学、优生学、健康促进与健康教育学、卫生管理学等众多子学科。

选报学校和专业，应从本人具备的条件、实力、兴趣、志向和将来就业等方面综合考虑。大学并无绝对的好坏之分，不同排名方法侧重点不同，标准各异。此外，各大学各有所长,学科之间差异很大,在选择专业时要权衡学校和学科之间的关系。

下面以部分高校为例,为大家介绍公共卫生与预防医学专业设置情况。

➡➡ 南京医科大学

该校本科阶段主要设置预防医学、卫生检验与检疫、应用统计学专业。研究生阶段二级学科包括职业医学与环境卫生学、流行病与卫生统计学、卫生毒理学、营养与食品卫生学、卫生检验学。

➡➡ 华中科技大学

该校本科阶段主要设置五年制预防医学专业和预防医学专业"5+X"本硕博实验班(本科阶段)。研究生阶段二级学科包括劳动卫生与环境卫生学、流行病与卫生统计学、儿少卫生与妇幼保健学、社会医学与卫生事业管理、营养与食品卫生学、卫生毒理学。

➡➡ 北京大学

该校主要设置七年制预防医学专业,实行本硕连读的人才培养模式。在五年本科阶段学习后,通过二级学

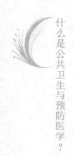

科资质审查后,学生自主选择学科和导师,双向选择后进入二级学科学习。二级学科主要包括流行病与卫生统计学、社会医学与卫生事业管理学、儿少与妇幼卫生学、职业与环境卫生学、毒理学、营养与食品卫生学、全球卫生学。同时,预防医学专业第五学年设分流出口。

➡➡ 首都医科大学

该校本科阶段仅设五年制预防医学专业,研究生阶段二级学科包括流行病与卫生统计学、劳动卫生与环境卫生学、营养与食品卫生学、卫生毒理与卫生化学、卫生管理与政策、儿少卫生与妇幼保健学。

▶▶ 学科分野

下面以七类二级学科为例,概述本专业各学科方向。

➡➡ 流行病与卫生统计学

流行病与卫生统计学的方向包括了流行病学和卫生统计学,两门学科的原理及方法不仅适用于公共卫生与预防医学领域的工作,也广泛应用于临床医学、口腔医学、基础医学、药学、医学检验学、中医学等各类医学领域的科研和实践过程,可以说是医学领域的基础学科之一。流行病学是研究人群中疾病与健康状况的分布及其影响因素,并研究防治疾病及促进健康的策略和措施的科学,强调从研究设计的角度控制系统误差。统计学是研究过程中至关重要的工具,在统计学原理的指导下,研究者可以计算研究所需的样本量,设计研究数据的统计分析方法,并利用统计学的假设和检验原理对研究数据进行分析,通过严密的逻辑推理得到正确的结论,强调从统计分析的角度控制随机误差。总而言之,流行病与卫生统计学是研究人群健康的最有力的方法和工具,是公共卫生的基础和骨干学科。

科学研究是流行病与卫生统计学了解疾病的"主战场"。新发传染病的流行和慢性流行病的发展促使科学研究不断深入,相关技术手段的创新改进和交叉学科的兴起则促进了科学研究不断进步。科研成果是循证决策的基础,而为科学决策提供证据是流行病与卫生统计学发挥作用的"主阵地"。科普是流行病与卫生统计学专业大显身手的"新出路"。

➡➡ 营养与食品卫生学

营养与食品卫生学是一门研究如何吃得健康、吃得

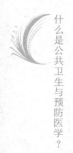

安全的学问，是从预防医学的角度研究营养和食物（饮食）与人类健康关系的科学，与国计民生关系密切。它包括两个方向：一是营养学；二是食品卫生学，也叫作食品安全学。营养与食品卫生学不是一个冰冷的学科，它渗透在人们饮食的方方面面，与人们的生活和健康息息相关。

　　营养学是研究人体营养规律及其改善措施的学科，可分为人体营养和食物营养两大领域。概括来说，营养学是研究食物中对人体有益的成分及人体如何摄取和利用这些成分增进健康的学科。营养学不是一门孤立的学科，它与分子生物学、生理学、临床医学、农业科学等学科之间存在着千丝万缕的联系。在现实生活中，从指导个人或群体合理安排饮食、保健防病，到参与指导国家食物生产、食品加工改善及促进社会经济发展等领域，营养学的应用无处不在。食品卫生学是研究食品中可能存在的危害人体健康的因素及其预防措施，提高食品卫生质量，保护食用者安全的学科。它与营养学的研究内容都是食物与人体健康，但二者又有明显的区别，营养学是研究食物中"好"的成分对人体健康的影响（营养），而食品卫生学则是研究食物中"坏"的成分对人体健康的危害（安全）。

➡➡ 劳动卫生与环境卫生学

劳动卫生与环境卫生学有劳动卫生学与环境卫生学两个分支,涵盖所有职业人群及社区居民。用一句话总结就是:劳动卫生学——创造健康、舒适、安全的工作环境,促进劳动者健康;环境卫生学——管天管地管空气。

劳动卫生学又称职业卫生学,全称为职业卫生与职业病学,该学科以"预防为主,防治结合"为基本理念,主要研究劳动环境、劳动过程、劳动组织对劳动者健康的影响,以及如何改善劳动条件,促进、保护劳动者健康,防止职业有害因素对健康产生影响。环境卫生研究自然环境和生活居住环境与人群健康的关系,自然环境如全球气候、森林、大海等,生活居住环境如学校、家庭居所等,同时注重通过对有害因素的研究,如自然环境中的全球变暖、大气污染,生活环境中的噪声等,从而为改善环境提出卫生要求和预防措施,控制、降低环境因素对人体健康的不良影响。

➡➡ 儿少卫生与妇幼保健学

儿少卫生与妇幼保健学聚焦于儿童少年与妇幼人群的保健研究,根据发现的问题及时提出有针对性的预防

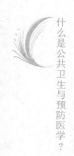

和控制措施，对促进妇女、儿童、青少年的健康有着重要的现实意义。其包括儿童少年卫生学和妇幼保健学两个研究方向。

儿童少年卫生学主要研究方向有学龄儿童和青少年生长发育及影响因素、学校卫生管理和政策研究、学校常见病预防与控制、学校预防艾滋病健康教育、学校健康教育与健康促进、儿童营养、青少年心理卫生、学校卫生标准、儿童体质与健康、青少年健康危险行为、儿童健康公平等。

妇幼保健学主要研究方向为妇女健康（妇女自杀、家庭暴力），生殖健康（孕产妇死亡、孕产期保健、产后保健、环境因素对生殖健康的影响等），儿童健康（婴幼儿保健、母乳喂养、儿童营养、儿童肥胖、儿童早期发展等），妇幼卫生管理和妇幼健康信息系统管理。

➡➡ 毒理学

毒理学是研究食品、药品和其他环境因素（主要是化学品）对机体的损伤作用及机制的科学，是与食品安全、药品安全、职业安全及环境安全等密切相关的生物医学学科。

毒理学主要包括三大部分：一是描述毒理学，即毒性鉴定,用于判断某种物质是否具有毒性;二是机制毒理学,即对毒性机理的研究,在确定某物质具有毒性效应后,需要从器官、组织、细胞、分子等水平研究如何产生毒性效应,通过对毒性机理的研究,寻找到产生损伤之后的治疗方法,为三级预防提供理论支撑;三是管理毒理学,即对用毒效应和机理的研究,为制定化学物的安全标准或安全限值,以及对化学物管理提供政策支持。

毒理学既是一门基础学科,也是一门应用学科。它的基础性在于为公共卫生与预防医学下的职业卫生、环境卫生、营养与食品卫生等学科在研究各自领域所关注的化学物质时提供技术手段和基本理论。它的应用性在于通过安全性评价和风险评估等方法为各领域的化学物管理提供政策支撑。

➡➡ 社会医学与卫生事业管理学

社会医学与卫生事业管理学是预防医学、临床医学、管理学、经济学、政策学、社会学等的交叉学科,一般可分为社会医学与健康教育、卫生政策与管理两个研究方向。该学科探索卫生系统的运行规律,分析影响卫生服务需求方和供给方行为的因素,通过卫生策略制定、信息传

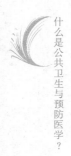

播、行为干预等手段改善卫生系统的绩效，防控疾病，促进全民健康。

社会医学与健康教育领域的主要研究内容是社会因素和行为因素对健康的影响。社会因素包括社会的经济状况、医疗卫生体系、社会政策等。一个国家社会、经济的发达程度，以及卫生政策都会对人民健康状况产生影响；个人的行为，如饮食、运动、营养、心理等也会对健康产生影响。卫生政策与管理学则涉及卫生政策分析和评价、卫生服务调查、城乡医疗保障制度、社区卫生服务、初级卫生保健、公立医院管理与改革、公共卫生管理、卫生人力资源管理、卫生经济学评价、卫生法与卫生行政执法等多个领域。

卫生系统的高效运转，有利于公众健康需求的合理表达、健康相关服务提供者的合理响应、卫生健康服务的合理利用，有助于公众健康行为的形成和健康素养的提升。因此，改善卫生系统的绩效对于提升人群健康至关重要。社会医学与卫生事业管理这门学科正是以卫生系统作为主要的研究对象和切入点，在研究掌握卫生系统运行规律的基础上，综合使用管理、规制、治理等手段，促进卫生系统的良性运转，进而提升公众健康水平。

➡➡ 全球卫生学

全球卫生学关注那些跨国界的、需要全球多方力量共同解决的全球性健康问题。全球卫生学是以增进全球人民的健康和健康的公平性为目的，针对全球性健康问题及其决定因素，以及为解决这些问题所需要的全球卫生治理与外交解决方案，开展研究和实践的学科领域。

全球卫生问题治理所体现的基本价值观是尊重人权和保障公平，使人人享有最高水准的健康和福祉。全球卫生问题的解决既需要传统的和新型的、国家的和非国家的、卫生领域的和非卫生领域的众多行为体的共同参与，也需要通过多元化外交谈判制定全球行动的规则、标准和规范，还需要持续性监测和评价以保证全球卫生行动的效果。

▶▶ 人才需求

➡➡ 升学

✤✤ 国内知名大学

目前，国内设有公共卫生与预防医学专业（包括二级学科）培养点的高校已逾百所，其中南京医科大学、华中

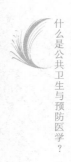

科技大学、北京大学、复旦大学等国内知名大学均为本专业的老牌名校。2020年新冠肺炎疫情暴发后，清华大学、协和医科大学、南方科技大学、天津科技大学、北京中医药大学等多所高校陆续发布消息，组建或筹备布局公共卫生学院。此次疫情的"突袭"，凸显了全球公共卫生领域专业人才的紧缺。而如今，国内知名高校在公共卫生领域发力，无论对于公共卫生事业本身，还是高校的公共卫生人才培养和科研，都是一个非常好的契机。下面简要介绍部分高校。

（1）南京医科大学

南京医科大学是首批教育部、国家卫生健康委员会与江苏省人民政府共建的医学院校，是教育部"卓越医生教育培养计划"试点高校、国家建设高水平大学公派研究生项目实施高校、国家"特色重点学科项目"建设高校，长三角医学教育联盟创始成员。学校创建于1934年，时名江苏省立医政学院；1957年，由镇江迁至南京，更名为南京医学院；1962年，被列为全国首批六年制医药院校；1993年，更名为南京医科大学。

南京医科大学公共卫生学院前身可追溯到1940年的江苏省立医政学院公共卫生教研室，是全国最早开展公共卫生与预防医学教育的院校之一。学院目前设有 12 个学系，分别是流行病学系、生物统计学系、职业医学与环境卫生学系、营养与食品卫生学系、儿少卫生与妇幼保健学系、卫生毒理学系、社会医学与健康教育学系、卫生检验与检疫学系、精神卫生学系、微生物与感染学系、卫生信息学系和健康管理学系，另有 7 个中心和 1 个平台。

（2）华中科技大学

华中科技大学是教育部直属重点综合性大学，是首批"双一流"建设高校，是国家"211 工程"重点建设高校、"985 工程"建设高校之一，入选"强基计划""卓越工程师教育培养计划""卓越医生教育培养计划"等，为中欧工程教育平台成员和医学"双一流"建设联盟、中国人工智能教育联席会理事单位。2000 年，原华中理工大学、同济医科大学、武汉城市建设学院合并成立华中科技大学。

华中科技大学公共卫生学院于 1953 年开始正式招收卫生学专业本科生并建立全国最早成立的 6 个卫生系之一，2000 年更名为华中科技大学同济医学院公共卫生学院。学院现有 5 系 1 所 1 中心，分别为劳动卫生与环境卫生学系、流行病与卫生统计学系、儿少卫生与妇幼保健

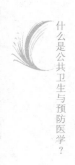

学系、社会医学与卫生事业管理系、卫生毒理学系、环境医学研究所和预防医学教学实验中心。

（3）北京大学

北京大学是教育部直属的全国重点大学，位列国家首批"双一流""211 工程""985 工程"重点建设高校，入选"珠峰计划""高等学校学科创新引智计划"等，为九校联盟、全球大学高研院联盟、亚洲大学联盟、国际研究型大学联盟等成员。北京大学创立于 1898 年维新变法之际，初名京师大学堂，是中国第一所国立综合性大学，创办之初也是国家最高教育行政机关。1912 年改名为北京大学，1952 年成为以文理基础教学和研究为主的综合性大学，2000 年与原北京医科大学合并，组建为新的北京大学。

北京大学公共卫生学院始建于 1931 年，其前身为国立北平大学医学院卫生学教研室，是国内最具实力的公共卫生学院之一。学院培养出的本科生、研究生遍布国内外，大多数成为预防医学、公共卫生、卫生事业管理及医学教育等领域的中坚和骨干。目前，学院共设有 10 个系和 2 个研究所，即流行病与卫生统计学系、劳动卫生与环境卫生学系、营养与食品卫生学系、妇幼卫生学系、毒理学系、卫生政策与管理系、社会医学与健康教育系、全球卫生学系、卫生检验学系、生物统计系、北京大学儿童青少年卫生研究所、北京大学生育健康研究所。

（4）哈尔滨医科大学

哈尔滨医科大学为教育部首批试办七年制高等医学教育院校，是部委省共建大学、国家"中西部高校基础能力建设工程"建设高校、教育部"卓越医生教育培养计划"试点高校、国家"特色重点学科项目"建设高校、中俄医科大学联盟中方牵头单位。该校由伍连德博士于1926年创建的哈尔滨医学专门学校和兴山中国医科大学第一、二分校组建而成。

哈尔滨医科大学公共卫生学院具有悠久的历史，其前身是建立于1949年5月的中国医科大学卫生系，于1955年7月因国家院系调整迁至哈尔滨医科大学，成为哈尔滨医科大学卫生系，是我国最早设立预防医学专业的院校之一。学院下设6个二级学科，分别是：营养与食品卫生学、流行病学与卫生统计学、环境卫生与职业病学、卫生毒理学、儿少卫生与妇幼保健学、社会医学与卫生事业管理。

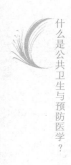

（5）复旦大学

复旦大学是教育部直属的全国重点大学。位列国家首批"双一流""985 工程""211 工程"重点建设高校，入选"珠峰计划""强基计划""111 计划""卓越医生教育培养计划"等，是全球大学高研院联盟、中国大学校长联谊会、医学"双一流"联盟等创始成员。学校前身是 1905 年创办的复旦公学，1952 年院系调整后，学校成为以文理基础教学和研究为主的综合性大学。2000 年，复旦大学与上海医科大学合并，组建新的复旦大学。

复旦大学公共卫生学院始建于 1928 年，系颜福庆教授在医学院创建的公共卫生科，1952 年更名为公共卫生学院。学院以保障人群健康，控制重大疾病和贡献科学决策为目标，在长期的科研与教学活动中，形成了重大疾病的流行规律与控制、环境医学与卫生毒理、人口健康与健康行为、社区医学与卫生服务、卫生政策与管理 5 个主要研究方向。

（6）首都医科大学

首都医科大学是北京市政府、国家卫生健康委员会、教育部共建院校，是北京市重点高等院校，入选国家首批"卓越医生教育培养计划"试点高校、国家"特色重点学科项目"建设高校、国家生命科学与技术人才培养基地、北京市"一带一路"国家人才培养基地。学校建于1960年，原名北京第二医学院；1985年更名为首都医学院；1994年更名为首都医科大学；2001年2月12日，北京联合大学中医药学院、北京医学高等专科学校和北京职工医学院并入学校。

首都医科大学公共卫生学院前身是首都医学院预防医学系，该系是1988年由首都医学院、首都医学院附属北京安贞医院和北京市卫生防疫站共同组建成立的。学院以服务北京、面向全国、放眼世界为宗旨，以为我国公共卫生事业培养合格的高质量人才为使命。学院下设6个学系和1个中心，即流行病学与卫生统计学学系、劳动卫生与环境卫生学学系、营养与食品卫生学学系、儿少卫生与妇幼保健学学系、卫生毒理学与卫生化学学系、卫生管理与政策学系和教学实验中心。

（7）中山大学

中山大学是教育部、国家国防科技工业局和广东省共建的综合性全国重点大学，位列首批国家"双一流""985工程""211工程"重点建设高校，入选国家"珠峰计划""111计划""卓越医生教育培养计划"等，是环太平洋

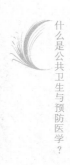

大学联盟、中国高校行星科学联盟等成员。1924 年，孙中山亲手将广州地区的多所学校整合，创立国立广东大学。1926 年定名为国立中山大学。如今该校由 1952 年院系调整后分设的中山大学和中山医科大学于 2001 年 10 月合并而成。

中山大学公共卫生学院前身为 1956 年成立的卫生学教研室，1976 年成立公共卫生系，1986 年更名为公共卫生学院。学院以培养"具有国际视野、心怀民众健康、高素质的公共卫生与预防医学的领军人才"为己任，服务健康中国战略，预防疾病，守护人类健康。现设有劳动卫生与环境卫生学系、卫生毒理学系、营养学系、妇幼卫生学系、流行病学系、医学统计学系、卫生管理学系、卫生检验与检疫中心、实验教学中心。

（8）南方医科大学

南方医科大学是全国首批部委省共建高校，全国首批开设八年制本硕博连读临床医学专业的 8 所高校之一，入选国家建设高水平大学公派研究生项目、基础学科拔尖学生培养计划 2.0，国家"特色重点学科项目"建设高校，全国首批"卓越医生教育培养计划"试点高校。学校前身为中国人民解放军第一军医大学，创建于 1951 年，

1979 年被确定为全国重点大学，2004 年 8 月整体移交广东省，更名为南方医科大学。

南方医科大学公共卫生学院前身是 1999 年建制的第一军医大学热带军队卫生学系。该院设有流行病学系、生物统计学系、职业卫生与职业医学系、环境卫生学系、营养与食品卫生学系、毒理学系、放射医学系、病原生物学系、微生物学系、心理学系、三级生物安全实验室、心理健康教育与咨询中心、卫生检验检疫学系(卫生检测中心)、预防医学实验教学中心和食物安全与健康研究中心。

(9)海军军医大学(第二军医大学)

中国人民解放军海军军医大学(第二军医大学)是国家"211 工程"、军队"2110 工程"和原总后勤部"530 工程"重点建设院校，首批国家"世界一流学科建设高校"，军队研究生培养重点建设院校，入选教育部"卓越医生教育培养计划"。该校创建于 1949 年 9 月，当时称华东军区人民医学院；1950 年更名为上海军医大学；1951 年 7 月由中央军委正式命名为中国人民解放军第二军医大学；2017 年 6 月更名为中国人民解放军海军军医大学，并对外保留第二军医大学校名。

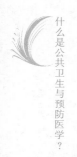

该校开设公共卫生与预防医学本科专业,隶属基础部,旨在培养适应我国医药卫生事业发展需要,能够胜任疾病预防控制、健康促进等公共卫生相关领域的工作,从事公共卫生实践、预防与控制疾病的流行、保障公共卫生安全、促进人群健康的专业人才。

（10）空军军医大学（第四军医大学）

中国人民解放军空军军医大学（第四军医大学）是空军直属的重点综合性医科大学,是国家"世界一流学科建设高校"、"211 工程"和全军"2110 工程"重点建设院校、"卓越医生教育培养计划"试点高校,是培养高、中层次医学专业人才的全国重点大学。学校于 1952 年更名为第四军医大学;1954 年,与原第五军医大学合并;2017 年更名为空军军医大学,并对外保留第四军医大学校名。

空军军医大学军事预防医学系前身是第五军医大学公共卫生科,组建于 1954 年,1992 年更名为军事卫勤统计系,2002 年更名为军事预防医学系。目前,该系拥有预防医学、营养学、卫生事业管理学共 3 个本科专业;拥有劳动卫生与环境卫生学、营养与食品卫生学、流行病与卫生统计学（卫生统计学方向和流行病学方向）、卫生毒理学、军事预防医学、放射医学、社会医学与卫生事业管理共 7 个研究生专业。

✦✦ 世界知名大学

现简要介绍以下 8 所国外具有较强公共卫生与预防医学学科实力的高校。

（1）哈佛大学

哈佛大学是美国本土历史最悠久的高等学府之一，是享誉世界的私立研究型大学，是常春藤盟校、全球大学高研院联盟成员。哈佛大学由 10 所学院以及 1 个高等研究所构成，在文学、医学、法学、商学等多个领域拥有极高的学术地位及广泛的影响力，被公认为是当今世界顶尖的高等教育及研究机构之一。

哈佛大学陈曾熙公共卫生学院，原名哈佛大学公共卫生学院，成立于 1913 年，其前身是哈佛-麻省理工学院卫生官员学院，这是美国第一个公共卫生研究生教育机构。在过去的一个世纪里，陈曾熙公共卫生学院坚持服务于全球公共卫生，在该领域做出了里程碑式的贡献。学院目前设有生物统计学、环境卫生、传染病学、遗传学与复杂性疾病、世界卫生与人口、卫生政策与管理、免疫学与传染性疾病、营养学以及社会与行为科学共 9 个系。

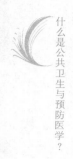

（2）约翰斯·霍普金斯大学

约翰斯·霍普金斯大学创立于 1876 年,是一所世界顶级的著名私立大学。该校是美国第一所研究型大学,也是北美学术联盟美国大学协会（AAU）的 14 所创始校之一。美国国家科学基金会连续 33 年将该校列为全美科研经费开支最高的大学。

约翰斯·霍普金斯大学布隆伯格公共卫生学院于 1916 年由洛克菲勒基金会出资建立,最初名为公共健康与卫生学院,在美国政府及世界卫生组织中拥有较大影响力。学院每年的经费投入高达 3 亿美元以上,超过全美前 20 所公共卫生学院其余 19 所开支的总和,研究项目遍布全球 160 多个国家和地区。从创建至今,布隆伯格公共卫生学院为美国和世界输送了无数顶尖的科学家和公共卫生管理人才。

（3）华盛顿大学

华盛顿大学始建于 1861 年,是一所公立研究型大学,美国大学协会、环太平洋大学联盟和国际大学气候联盟成员。

华盛顿大学公共卫生学院创建于 1970 年,有着悠久的历史,旨在寻求解决世界上一些最紧迫的人口健康问题,从全球环境变化到当地健康差异。该学院为改善华盛顿州、太平洋西北部和全球130多个国家和地区的人口健康状况做出了重大贡献。

（4）多伦多大学

多伦多大学前身是始建于1827年的国王学院,是一所位于加拿大多伦多的研究型大学,是美国大学协会的62所北美顶尖研究型大学中仅两所在美国本土外的大学之一。

多伦多大学达拉拉娜公共卫生学院自19世纪初以来,一直是公共卫生领域的佼佼者,是加拿大最大的人口与公共卫生研究中心,每年的科研费用超过3000万加元。目前该学院设有卫生政策管理与评估研究所、流行病研究所、疫苗可预防疾病中心、生物伦理联合中心、全球健康中心等多个系所。

（5）伦敦卫生与热带医学学院

伦敦卫生与热带医学学院是伦敦大学下属的一所顶尖的医学研究生院,专门进行公共卫生及热带医学的教学及研究工作,致力于提升全球健康水平。该医学院在公共健康领域的研究一直有极高的声誉,并与国际许多非营利组织有着密切合作的伙伴关系。

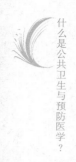

（6）伦敦大学学院

伦敦大学学院 1826 年创立于英国伦敦，是一所享誉全球的世界顶尖公立研究型大学，为伦敦大学联盟的创校学院，与牛津大学、剑桥大学、帝国理工学院、伦敦政治经济学院等校并称为金三角名校和 G5 超级精英大学。该校拥有英国国家医学研究所、马拉德空间科学实验室等前沿机构。伦敦大学学院合作伙伴联盟为全球最大的健康科学中心，旗下皇家自由医院连续多年蝉联全英最佳医院。

（7）北卡罗来纳大学教堂山分校

北卡罗来纳大学教堂山分校创建于 1789 年，是美国一所公立研究型大学，被誉为"公立常春藤"和"新常春藤"。

北卡罗来纳大学教堂山分校的基林斯国际公共卫生学院创建于 1940 年，目前设有生物统计学、环境科学与工程、传染病学、健康行为、公共卫生政策与管理、妇幼保健、营养学 7 个系和公共卫生领导培训项目。该学院是全美规模最大也是研究质量最高的学院之一，师资力量雄厚，与国家环境健康科学研究所、生物制药公司都有合作。

（8）哥伦比亚大学

哥伦比亚大学,是一所世界顶级私立研究型大学、美国大学协会的十四所创始院校之一,也是常春藤盟校之一。

哥伦比亚大学梅尔曼公共卫生学院创建于 1922 年,一直以来致力于最前沿的公共卫生研究、教育和社会协作,解决从慢性病到艾滋病病毒再到医疗政策的一系列问题。学院目前下设生物统计学、环境卫生科学、传染病学、卫生政策与管理、人口与家庭卫生、社会医疗科学6 个系。

➡➡ 就业

公共卫生与预防医学和临床医学都属于医学相关专业,但与临床医学相比涉及的专业领域更广,涉及医学和非医学领域的各相关专业。毕业生在医学领域既可从事临床科研工作,又可从事卫生防疫、卫生宣传普及、卫生事业管理、社会医学研究等相关工作;在非医学领域,则可从事环境保护与监测、海关疫检等相关工作;还可从事金融、网络、医药公司和经济等领域的工作。

本书以《普通高等学校本科专业目录》(2022 年版)中

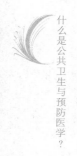

公共卫生与预防医学专业类 5 个专业为例，为大家简要介绍本专业就业前景。

✤✤ 预防医学专业

该专业毕业生可以在各级疾病预防与控制机构、卫生监督机构及相关教学与科研单位从事疾病预防与控制、卫生保健、健康促进、卫生监督和社区卫生服务等工作，以及预防医学教学和科研工作。

✤✤ 食品卫生与营养学专业

该专业毕业生择业方向主要为各级医院营养科、疾病预防控制中心、食品卫生监督中心、健康咨询中心、食品营养中心等相关企事业单位。

✤✤ 妇幼保健医学专业

该专业毕业生可在各级综合医院、妇幼保健机构、社区卫生服务中心、科研单位等机构从事妇女、儿童医疗卫生、医疗保健工作和科研工作。

✤✤ 卫生监督专业

该专业培养具有良好职业道德，掌握公共卫生、卫生监督、法律法规的理论与方法，富有沟通协调能力、社会管理能力、终身学习能力，能在相关卫生监督机构从事卫生监督工作的应用性复合型专门人才。

✦✦ 全球健康学专业

全球化背景下,"全球健康"已成为国际学术界的热点议题。虽然该学科的学科建设和人才培养尚处于起步阶段,但日益强大的经济后盾和日益增强的国际责任感,促使中国不断向前,更好地参与全球卫生政策制定和卫生治理工作。

▶▶ 主要就业机构(岗位)介绍

➡➡ 疾病预防与控制机构

疾病预防与控制机构,一般是指从事疾病预防与控制活动的疾病预防控制中心和与上述机构业务活动相同的单位。中国疾病预防控制中心,是由政府举办的实施国家级疾病预防控制与公共卫生技术管理和服务的公益事业单位。其使命是在国家卫生健康委员会领导下,发挥技术管理及技术服务职能,围绕国家疾病预防控制重点任务,加强对疾病预防控制策略与措施的研究,做好各类疾病预防控制工作规划的组织实施;开展食品安全、职业安全、健康相关产品安全、放射卫生、环境卫生、妇女儿童保健等各项公共卫生业务管理工作,大力开展应用型

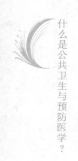

科学研究,加强对全国疾病预防控制和公共卫生服务的技术指导、培训和质量控制,在防病、应急、公共卫生信息能力的建设等方面发挥国家队的作用。各省、市、区县也设有本行政行政区划分的疾病预防控制中心。

➡➡ 医院相关岗位

医院相关岗位主要包括管理岗位及科研岗位。管理岗位一般包括院办、党办、医务处、医院感染管理科、病案室、科教处、人事处。其中主要的几个岗位工作内容包括:院办、党办是医院行政岗中的核心部门,起着上传下达的作用,一般是发布核心指令、起草规划、举办院级活动、会议等;医务处主要和住院部、医生联系紧密,是医院分管医疗的部门;医院感染管理科主要执行消毒、隔离制度和无菌操作规则等质控工作;病案室是医务处下设部门,负责病案核对等质控工作。科研岗位主要负责医院大型科研项目的科研设计和统计咨询等,例如各大三甲医院的临床流行病学研究中心、国家临床医学研究中心、各类医院的研究中心等。

➡➡ 卫生行政部门

卫生行政部门,一般是指各级政府中负责医疗卫生行政管理工作的部门,比如国家卫生健康委员会与各省

（市）卫生健康委员会等。以国家卫生健康委员会为例，其主要负责组织拟定国民健康政策，拟定卫生健康事业发展法律法规草案、政策、规划，制定部门规章和标准并组织实施；协调推进深化医药卫生体制改革；制定并组织落实疾病预防控制规划、国家免疫规划以及严重危害人民健康公共卫生问题的干预措施，制定检疫传染病和监测传染病目录；负责各类突发公共事件的医疗卫生救援；组织拟定并协调落实应对人口老龄化政策措施，负责推进老年健康服务体系建设和医养结合工作；组织制定国家药物政策和国家基本药物制度，开展药品使用监测、临床综合评价和短缺药品预警，提出国家基本药物价格政策的建议，参与制定国家药典；组织开展食品安全风险监测评估，依法制定并公布食品安全标准；负责职责范围内的职业卫生、放射卫生、环境卫生、学校卫生、公共场所卫生、饮用水卫生等公共卫生的监督管理，负责传染病防治监督，健全卫生健康综合监督体系；制定医疗机构、医疗服务行业管理办法并监督实施，建立医疗服务评价和监督管理体系等。

→→ **国际卫生组织**

公共卫生与预防医学专业毕业生可以选择就职于国

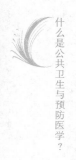

际卫生组织,例如世界卫生组织、联合国等国际组织,以及联合国儿童基金会、盖茨基金会等国际基金会,发挥公共卫生与预防医学专业人才在全球疾病防控上的重要作用。

➡️➡️ 高校

公共卫生与预防医学专业毕业生可在国内外高校以及科学院等研究机构中从事教学与科研工作。

➡️➡️ 公司等其他机构

由于公共卫生与预防医学专业毕业生具有个体临床医学与公共卫生群体医学的双重复合型视角,因此非常受医药或者生物产品研发类公司的欢迎。近年来各高校公共卫生与预防医学专业毕业生越来越多地被全球各大公司招聘,包括全球百强药企以及其他行业内的健康相关业务企业。他们所从事工作的范围也非常广泛,包括高级统计师、市场部医学主管、临床监查专员等,针对食品餐饮类及国家粮业等企业或单位的食品安全工程师、高级营养师、营养健康管理师等,针对大型工业企业以及专门的职业卫生或者环境检测类公司的职业卫生评价师、职业卫生危险评估师等。

▶▶ 为什么学公共卫生与预防医学?

从 1949 年到 2021 年,新中国公共卫生的发展史,就是一部中国人探索健康规划的奋斗史,历经公共卫生建立期、调整期、发展期、改革期,至今,中国公共卫生事业仍在不断探索奋进中。在慢性病患病率快速上升的同时,各种传染病仍然威胁着人类的健康,从严重急性呼吸综合征、埃博拉出血热到新冠肺炎,重大突发公共卫生事件使人类的身体健康和生命安全面临巨大的挑战,甚至给世界政治和经济带来极大影响。

2002 年,中国疾病预防控制中心(CDC)成立,四级疾病预防控制体系初步形成。在传统五大卫生范畴之外,慢性病调查、社区管理、妇幼保健、营养健康、老龄健康等新职能被赋予各级疾病预防控制机构。2003 年"非典"疫情暴发后,公共卫生被提到国家安全层面,资金投入与机构建设力度进一步加强,四级疾病预防控制体系得到完善。2009 年新医改拉开序幕,中国政府开始强调基本公共卫生服务的可及性建设,大力推行以城乡均等化、公益化为宗旨的覆盖城乡居民的国家基本公共卫生服务项目,疾病预防控制机构的营利性项目逐步被取消,服务性、公益性色彩日益浓厚。新冠肺炎疫情对我国公共卫

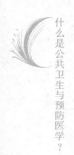

生体系提出了巨大挑战。2020 年 9 月，习近平总书记在《求是》杂志上指出，要构建起强大的公共卫生体系，为维护人民健康提供有力保障，要改革完善疾病预防控制体系、加强监测预警和应急反应能力、健全重大疫情救治体系、深入开展爱国卫生运动、完善公共卫生法律法规、发挥科技在重大疫情防控中的支撑作用等。2021 年 5 月13 日，国家疾病预防控制局正式挂牌，为受国家卫生健康委管理的国家局（副部级），主要职责包括：组织拟定传染病预防控制及公共卫生监督的法律法规草案、政策、规划、标准，负责疾病预防控制网络和工作体系建设；领导地方各级疾病预防控制机构业务工作，制定监督检查和考核评价办法并组织实施；审核省级疾病预防控制局的监测预警等规划计划和应急预案，指导开展监测预警、免疫规划和隔离防控等相关工作，建立上下联动的分工协作机制；提出法定传染病病种调整建议等。国家疾病预防控制局的成立不仅能更好地应对突发性公共卫生事件，组织并调动力量进行防控，还能顺应健康发展新趋势，积极应对人民健康发展新需求。

公共卫生以预防疾病、延长寿命、促进身心健康为使命，是关系到一国或者一个地区人民大众生命健康的公共事业。公共卫生与临床医学有着显著的区别。公共卫生服务不仅需要医学知识,也与很多其他学科相关,比如,法学、管理学、信息科学等。我国公共卫生与预防医学学科和专业人才培养发展至今,已经初步形成了具有中国特色的公共卫生学科和专业人才培养体系,为国家卫生健康事业输送了大批公共卫生人才。特别是2003年"非典"疫情以来,我国的公共卫生体系得到了较大发展,国家加大了对公共卫生的投入,公共卫生与预防医学学科也因此得到了一定的发展。党的十九大确立了实施"健康中国"的国家战略,明确了"全民健康"的目标任务,公共卫生成为"健康中国"战略的重要基石。

截至2020年底,全国共有155所高校设置了公共卫生与预防医学教育教学或科研组织机构,其中88所高校设置了公共卫生学院。从招生规模来看,公共卫生与预防医学专业学生的招生和录取人数逐年递增。此外,国家为了解决基层公共卫生与预防医学人才缺乏的问题,高职高专院校从2016年开始招收公共卫生与预防医学专业专科学生。尽管我国公共卫生人才培养已经取得了一定的成绩,但不可否认,现行的公共卫生人才培养体系难以满足国家和人民对健康和卫生安全的需求。

新冠肺炎疫情为我国的医学人才培养带来若干思考。其中,公共卫生人才作为处置公共卫生事件的前沿

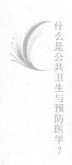

工作者而备受关注。习近平总书记在 2020 年 6 月召开的专家学者座谈会上强调，只有构建起强大的公共卫生体系，健全预警响应机制，全面提升防控和救治能力，织密防护网，筑牢筑实隔离墙，才能切实为维护人民健康提供有力保障。2022 年 1 月 5 日，教育部等四部门发布《关于开展高水平公共卫生学院建设的通知》，计划经过 10 年左右时间建成若干所具有中国特色世界一流水平的公共卫生学院，形成适应现代化公共卫生体系建设的高质量教育发展体系，疾病防控和公共卫生领域科学研究水平显著提升。"构建公共卫生人才培养新范式"是本次高水平公卫学院建设内容的第一项。通知指出，要健全本科、硕士、博士多层次人才培养体系，强化学术型与专业型研究生的分类培养，全面提升人才培养质量。

正所谓"上医治未病"，在健康中国建设的道路上，公共卫生与预防医学专业既是维系健康的基石，也是医学中重要的方法学科。由于专业人才紧缺，国家已连续发文要求加强在公共卫生与预防医学人才培养上的投入。未来，公共卫生与预防医学专业学子的就业前景将会更加广阔！

参考文献

［1］ 中华预防医学会. 2018—2019 公共卫生与预防医学学科发展报告［M］. 北京：中国科学技术出版社，2021.

［2］ 刘晓云，胡丹. 对我国公共卫生人才培养与学科发展的思考［J］. 中国卫生人才，2020(09)：16-20.

［3］ 李元. 回顾伍连德及其对中国防疫事业的贡献［J］. 生物学教学，2019，44(10)：78-79.

［4］ 李白薇. 天花终结者——爱德华·琴纳［J］. 中国科技奖励，2012，155(05)：140-141.

［5］ 谢德秋. 微生物学奠基人——巴斯德［J］. 自然杂志，1980(05)：65-72.

［6］ 左芙蓉. 西方病残预防模式的历史演变与历史经验［J］. 残疾人研究，2011(03)：35-40.

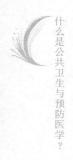
[7] 希波克拉底. 希波克拉底誓言：警诫人类的古希腊职业道德圣典 [M]. 綦彦臣，译. 北京：世界图书出版公司，2004.

[8] 董汀. 新冠疫情与 1918 年大流感比较及启示 [J]. 现代国际关系，2020(08)：53-60.

[9] 李立明，姜庆五. 中国公共卫生理论与实践 [M]. 北京：人民卫生出版社，2015.

[10] 李立明. 公共卫生在健康中国建设中的地位和作用 [J]. 中华流行病学杂志，2018(7)：867-872.

[11] 王琦琦，么鸿雁. 有效发挥爱国卫生运动在新时代加强和创新社会治理中的作用 [J]. 健康中国观察，2020(11)：90-91.

[12] 曾光，黄建始. 中国公共卫生·理论卷 [M]. 北京：中国协和医科大学出版社，2013.

[13] ROSEN G. A history of public health [M]. Baltimore：Johns Hopkins University Press，2015.

[14] SNOWISE N G. Memorials to John Snow —pioneer in anaesthesia and epidemiology [J]. Journal of medical biography，2021(5)：1-4.

后　记

　　《什么是公共卫生与预防医学?》的策划、编写和出版凝聚了集体智慧。本书的各位作者在繁重的防疫工作之余,为了尽快将本书呈现给大众,付出了大量的精力和时间。在此对三位副主编和参与编写的北京大学公共卫生学院的秦宸媛、复旦大学公共卫生学院的张梦迪,以及所有给予这本书支持的单位和个人表示衷心感谢!

　　本书的大纲与核心内容均是由编者们反复讨论、修改与完善而成的。本书定纲于 2021 年末,完稿于 2022 年初,正值新冠肺炎疫情在全球大流行之际,在此之前没有人能够准确预测危机何时发生、如何发展。

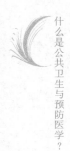

　　我们编写本书的目的是将公共卫生与预防医学这门学科的历史沿革、专业设置与发展规划尽可能地以通俗的方式介绍给大众。因此，为了让读者更加容易理解和领会，本书与传统的公共卫生与预防医学教材不同，并没有按照固有的定义和模式编写，而是以一种更加生动灵活、通俗易懂、简洁明了的方式展现。希望通过这本书，使"公共卫生、疾病预防、人类健康"这三个关键词更加深入人心，也希望有更多的学子愿意投身于我国公共卫生事业的建设之中，肩负起新的时代使命。

　　成书仓促，书中难免有挂一漏万之处，欢迎各位读者批评指正。

刘剑君
2022 年 5 月

"走进大学"丛书书目

什么是地质？	殷长春	吉林大学地球探测科学与技术学院教授（作序）
	曾 勇	中国矿业大学资源与地球科学学院教授 首届国家级普通高校教学名师
	刘志新	中国矿业大学资源与地球科学学院副院长、教授
什么是物理学？	孙 平	山东师范大学物理与电子科学学院教授
	李 健	山东师范大学物理与电子科学学院教授
什么是化学？	陶胜洋	大连理工大学化工学院副院长、教授
	王玉超	大连理工大学化工学院副教授
	张利静	大连理工大学化工学院副教授
什么是数学？	梁 进	同济大学数学科学学院教授
什么是大气科学？	黄建平	中国科学院院士 国家杰出青年基金获得者
	刘玉芝	兰州大学大气科学学院教授
	张国龙	兰州大学西部生态安全协同创新中心工程师
什么是生物科学？	赵 帅	广西大学亚热带农业生物资源保护与利用国家重点实验室副研究员
	赵心清	上海交通大学微生物代谢国家重点实验室教授
	冯家勋	广西大学亚热带农业生物资源保护与利用国家重点实验室二级教授
什么是地理学？	段玉山	华东师范大学地理科学学院教授
	张佳琦	华东师范大学地理科学学院讲师
什么是机械？	邓宗全	中国工程院院士 哈尔滨工业大学机电工程学院教授（作序）
	王德伦	大连理工大学机械工程学院教授 全国机械原理教学研究会理事长
什么是材料？	赵 杰	大连理工大学材料科学与工程学院教授

什么是自动化？ 王　伟　大连理工大学控制科学与工程学院教授
　　　　　　　　　国家杰出青年科学基金获得者（主审）
　　　　　　王宏伟　大连理工大学控制科学与工程学院教授
　　　　　　王　东　大连理工大学控制科学与工程学院教授
　　　　　　夏　浩　大连理工大学控制科学与工程学院院长、教授
什么是计算机？ 嵩　天　北京理工大学网络空间安全学院副院长、教授
什么是土木工程？
　　　　　　李宏男　大连理工大学土木工程学院教授
　　　　　　　　　国家杰出青年科学基金获得者
什么是水利？　张　弛　大连理工大学建设工程学部部长、教授
　　　　　　　　　国家杰出青年科学基金获得者

什么是化学工程？
　　　　　　贺高红　大连理工大学化工学院教授
　　　　　　　　　国家杰出青年科学基金获得者
　　　　　　李祥村　大连理工大学化工学院副教授
什么是矿业？　万志军　中国矿业大学矿业工程学院副院长、教授
　　　　　　　　　入选教育部"新世纪优秀人才支持计划"
什么是纺织？　伏广伟　中国纺织工程学会理事长（作序）
　　　　　　郑来久　大连工业大学纺织与材料工程学院二级教授
什么是轻工？　石　碧　中国工程院院士
　　　　　　　　　四川大学轻纺与食品学院教授（作序）
　　　　　　平清伟　大连工业大学轻工与化学工程学院教授
什么是交通运输？
　　　　　　赵胜川　大连理工大学交通运输学院教授
　　　　　　　　　日本东京大学工学部 Fellow
什么是海洋工程？
　　　　　　柳淑学　大连理工大学水利工程学院研究员
　　　　　　　　　入选教育部"新世纪优秀人才支持计划"
　　　　　　李金宣　大连理工大学水利工程学院副教授
什么是航空航天？
　　　　　　万志强　北京航空航天大学航空科学与工程学院副院长、教授
　　　　　　杨　超　北京航空航天大学航空科学与工程学院教授
　　　　　　　　　入选教育部"新世纪优秀人才支持计划"
什么是食品科学与工程？
　　　　　　朱蓓薇　中国工程院院士
　　　　　　　　　大连工业大学食品学院教授

什么是林学？　　张凌云　北京林业大学林学院教授

张新娜　北京林业大学林学院讲师

什么是动物医学？陈启军　沈阳农业大学校长、教授

国家杰出青年科学基金获得者

"新世纪百千万人才工程"国家级人选

高维凡　曾任沈阳农业大学动物科学与医学学院副教授

吴长德　沈阳农业大学动物科学与医学学院教授

姜　宁　沈阳农业大学动物科学与医学学院教授

什么是农学？　　陈温福　中国工程院院士

沈阳农业大学农学院教授（主审）

于海秋　沈阳农业大学农学院院长、教授

周宇飞　沈阳农业大学农学院副教授

徐正进　沈阳农业大学农学院教授

什么是医学？　　任守双　哈尔滨医科大学马克思主义学院教授

什么是中医学？　贾春华　北京中医药大学中医学院教授

李　湛　北京中医药大学岐黄国医班（九年制）博士研究生

什么是公共卫生与预防医学？

刘剑君　中国疾病预防控制中心副主任、研究生院执行院长

刘　珏　北京大学公共卫生学院研究员

么鸿雁　中国疾病预防控制中心研究员

张　晖　全国科学技术名词审定委员会事务中心副主任

什么是护理学？姜安丽　海军军医大学护理学院教授

周兰姝　海军军医大学护理学院教授

刘　霖　海军军医大学护理学院副教授

什么是管理学？齐丽云　大连理工大学经济管理学院副教授

汪克夷　大连理工大学经济管理学院教授

什么是图书情报与档案管理？

李　刚　南京大学信息管理学院教授

什么是电子商务？李　琪　西安交通大学电子商务专业教授

彭丽芳　厦门大学管理学院教授

什么是工业工程？郑　力　清华大学副校长、教授（作序）

周德群　南京航空航天大学经济与管理学院院长、教授

欧阳林寒　南京航空航天大学经济与管理学院副教授

什么是艺术学？梁　玖　北京师范大学艺术与传媒学院教授

什么是戏剧与影视学？

梁振华　北京师范大学文学院教授、影视编剧、制片人